Babybrei Rezepte

Babynahrung selbst gemacht

Das Beikost-Buch mit
über 60 leckeren und einfachen Rezepten.
Schnell und gesund selber kochen
für Babys und Kleinkinder.

von

Emma Zedel

„Die Liebe der Eltern zu ihren Kindern ist das einzige vollkommen selbstlose Gefühl."

William Somerset Maugham

Inhaltsverzeichnis

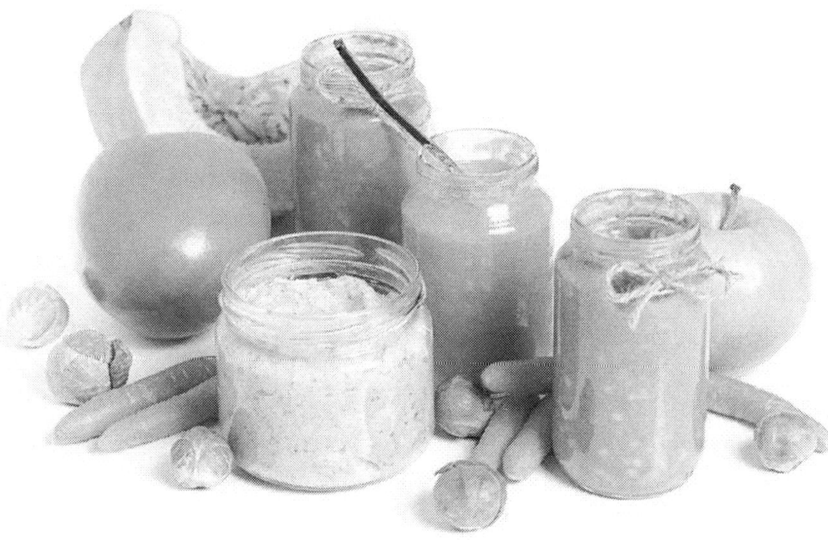

1. Liebe Mama, lieber Papa,

in den letzten Monaten ist viel passiert. Ihr habt von der Schwangerschaft erfahren, und seitdem schien die Welt auf dem Kopf zu stehen. Schon mit Beginn der Schwangerschaft hat sich alles verändert. Besonders aber die Essgewohnheiten der Mama. Denn seitdem sie erfahren hat, dass sie schwanger ist, hat sie nicht mehr allein für sich, sondern ausreichend Nahrung für sich und euer Baby zu sich genommen. Sicherlich habt ihr euch von Beginn an viele Gedanken darüber gemacht, was dir - als Mama - und dem Ungeborenem gut tun würde und was nicht. Die Zeit war unglaublich spannend und aufregend und vielleicht auch von dem ein oder anderen typischen Schwangerschaftsanzeichen begleitet. Etwa nach der ersten Hälfte der Schwangerschaft wusstet ihr das Geschlecht eures kleinen Lieblings. Aufregend! Nun hieß es einkaufen, was das Zeug hält. Immerhin braucht euer kleiner Liebling ja allerhand an Ausstattung, wenn er oder sie erst einmal auf der Welt ist.

Die Vorbereitungen liefen auf Hochtouren, und auf einmal war es soweit: die letzten Wochen der Schwangerschaft haben begonnen. Ein unglaubliches Gefühl – immerhin kann es jeden Augenblick passieren, dass euer Liebling das Licht der Welt erblickt. Der Babybauch wuchs und wuchs, und Mama machte das immer mehr zu schaffen. Endlich kam der Tag, an dem euer Engel auf die Welt kam. Und noch einmal änderte sich alles. Plötzlich stand der Tag-Nacht-Rhythmus völlig auf dem Kopf, und mit einem Schlag war so viel Liebe da! Natürlich willst du als Mama und auch als Papa deinem Baby nur das Beste mit auf den Weg in das Leben geben! Kein Wunder, so ergeht es allen Eltern. Doch in dem Moment, in dem sich eine gewisse Routine etabliert, treten die nächsten Fragen auf. Ab wann darf ich das erste Mal den Kochlöffel schwingen? Was darf mein Baby essen, und ab wann darf ich zusätzlich zur Milch Tee zum Beispiel Wasser oder Saft meinem Baby geben?

Mit diesem Buch möchte ich dir bei der Beantwortung dieser Fragen helfen. Besonders dann, wenn du zum ersten Mal Mama oder Papa geworden bist, ist sowieso alles neu. Man möchte keine Fehler machen, und auch das Essen sollte frisch und gesund sein und entsprechend zubereitet werden. Vor den Fehlern kann ich dich nicht bewahren – aber eines vorweg: es ist überhaupt nicht schlimm, Fehler zu machen. Sie gehören zum Leben dazu, und glaube mir, wenn ich dir nun sage, dass Eltern im Normalfall keine Fehler machen, die dem eigenen Fleisch und Blut Schaden zufügen würden. Aber beim Kochen kann ich dich unterstützen, und aus diesem Grund ist dieses Buch hier auch entstanden.

Mit Rat und Tat möchte ich dich durch das erste kulinarische Jahr deines Engels führen. Anbei werden natürlich noch viele Tipps und Tricks rund um das Thema effiziente Vorratshaltung vermittelt werden. Allergien und Unverträglichkeiten sowie ein strukturierter Plan, welche Lebensmittel dein Schatz ab welchem Alter zu sich nehmen darf, werden ebenfalls auf dem Programm stehen.

Auf den ersten Blick hören sich diese Anforderungen kompliziert an, aber alle Dinge werden sich schneller einspielen, als du dir es gerade vorzustellen vermagst. Wichtig ist, dass Mama und Papa immer ruhig und entspannt bleiben, selbst wenn es mal turbulent zugehen sollte. Für die kulinarische Reise durch das erste Lebensjahr wünsche ich dir viel Freude und vor allem ein gutes Gelingen.

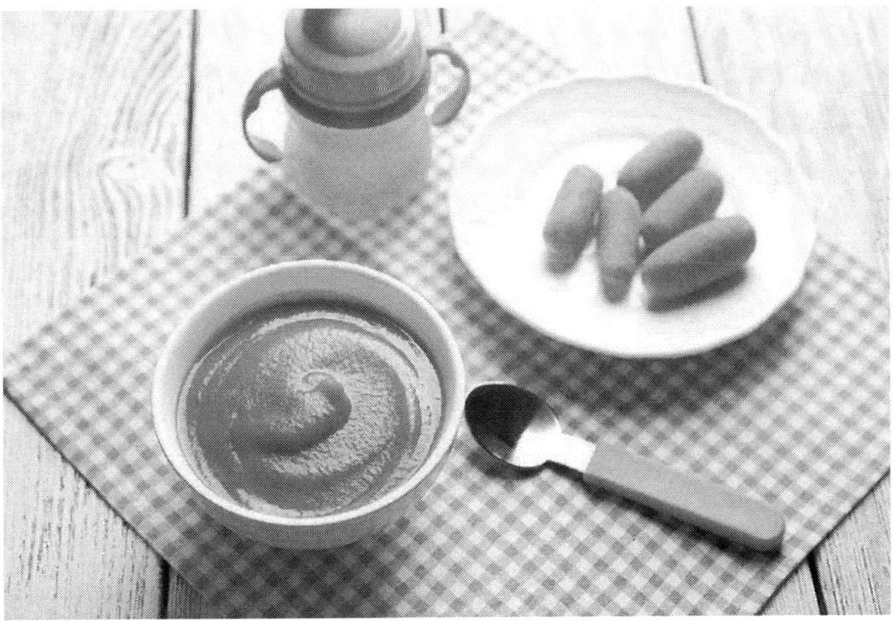

2. Noch bevor es losgeht

Hier kommen wir auch schon fast direkt zum Thema. Aber nur fast. Denn ehe du den Kochlöffel schwingen wirst, solltest du dir ein wenig Wissen rund ums Kochen aneignen. In diesem Kapitel möchte ich dir nämlich einige Hintergrundinfos mit auf den Weg geben. So wirst du in diesem Kapitel beispielsweise erfahren, ab wann du überhaupt das erste Mal den Kochlöffel schwingen solltest und warum es sich vorher nicht lohnt, ja sogar nicht gut ist für dein Baby. Abgesehen davon möchte ich dir noch erklären, welche Lebensmittel ab welchem Alter geeignet sind und welche Details es bei der Zubereitung zu beachten gibt, damit auch wirklich alles rund läuft. Zudem möchte ich mit dir noch einmal gesondert über Allergien und Unverträglichkeiten sprechen. Dies ist nicht nur ein wichtiges, sondern auch ein sehr heikles Thema. Trotzdem schauen wir uns das einmal an und versuchen, herauszufinden, ob wirklich immer eine Unverträglichkeit dahintersteckt oder ob es eher auf unbegründete Sorgen von Mama und Papa zurückzuführen sein könnte.

Sicherlich hast du dich auch schon gefragt, wie du dein Kind am besten mit allen Vitaminen, Mineralien und Spurenelementen versorgen kannst, damit es den perfekten Start ins Leben erfährt. Das ist durchaus verständlich, denn gerade die Kleinen haben einen erhöhten Nährstoffbedarf. Warum das so ist und was es zu beachten gibt, möchte ich ebenfalls mit dir in diesem Kapitel klären.

Vielleicht ist es jetzt noch kein Thema, immerhin ist dein Schatz noch ganz klein, aber früher oder später wird es zu einem Thema werden: Babys erste Zähnchen. Da die Zähne eine besondere Rolle spielen, möchte ich noch einmal gesondert auf das Thema eingehen und dir viele Tipps und Tricks mitgeben, die dir das Leben mit Babys ersten Zähnchen vereinfachen werden.

Ganz zum Schluss kommt eine Angelegenheit, welche dir vielleicht aus deinem Leben vertraut ist: Du hast so viel gekocht, dass Essen übrig bleibt. Doch wohin damit? Wegschmeißen steht außer Frage! Aber die Aufbewahrung aller gekochten beziehungsweise zubereiteten Speisen im Kühlschrank ist auch keine Option! Und genau darum geht es hier. Wie legst du Vorräte an, und welche Methoden eignen sich für welche Lebensmittel? Du darfst also auf jede Menge interessante und wissenswerte Informationen gespannt sein. Um dich nicht länger auf die Folter zu spannen, möchte ich direkt mit dem ersten Thema durchstarten.

2.1 Ab wann sollte ich für das Baby kochen?

Da vielen Eltern genau diese Frage unter den Fingernägeln brennt, möchte ich sie vorweg beantworten. Doch wie lässt sich eine so individuelle Frage beantworten? Grundsätzlich könnte dein Liebling nach dem 4. Monat mit Beikost durchstarten. Allerdings solltest du dir dieses Datum nicht eingravieren lassen. Nur weil es ab diesem Moment möglich wäre, heißt es nicht, dass dein Liebling die Beikost auch bereits verträgt. Und genau diesen Umstand möchte ich dir einmal genauer erklären, damit du weißt, warum dein Baby den Takt vorgibt.

Der Darm des Babys ist äußerst empfindlich. Er reagiert auf kleinste Veränderungen umgehend, und nicht selten rächt sich das dann mit Blähungen und Bauchschmerzen. Reizt du den Darm also durch zu frühe Verabreichung der Beikost, bedeutet dies für deinen Engel Bauchweh und für dich unruhige Zeiten. Der Darm deines Schatzes muss erst reifen, und dieser Prozess wiederum unterliegt keiner Zeitvorgabe – auch nicht, wenn dir jemand weißmachen möchte, dass du unbedingt sofort ab dem 4. Monat mit Beikost durchstarten solltest. Grundsätzlich solltest du hier also immer das Tempo deines Kindes als Messlatte betrachten und nichts anderes.

Unweigerlich stellt sich nun aber die Frage, woran du erkennst, dass dein Liebling bereit ist für den ersten Brei. Viele Mamas und Papas vor dir haben beobachtet, dass sich ihr Baby beginnt, für das Essen von Mama und Papa zu interessieren. Aufmerksam beobachtet dein Baby, wie die gefüllte Gabel vom Teller in Mamas und Papas Mund verschwindet. Sie wird regelrecht mit den Augen fixiert! Abgesehen davon ist es gut, wenn dein Liebling bereits sitzen kann. So hast du es beim Füttern leichter, denn theoretisch ist der kleine Schatz erst ab etwa dem 6. Lebensmonat bereit, einen Löffel selbstständig zu halten und ihn zum Mund zu führen. Auch hier betone ich wieder bewusst, dass es sich um eine theoretische

Annahme handelt, denn jedes Kind entwickelt sich entsprechend seines eigenen Tempos.

Entdeckst du aber eines dieser Anzeichen bei deinem Liebling, so kannst du deinem Baby ruhigen Gewissens ein wenig Möhrenmus auf einem Plastiklöffel zum Probieren reichen. Wunder dich aber nicht, wenn nur ein kleiner Teil davon in Babys Mund bleibt! Denn für den keinen Körper stellt dies eine große Herausforderung dar. Immerhin mussten der Mund und vor allem die Zunge bisher nur saugen, um Milch zu bekommen. Mit dem ersten Brei erhält die Zunge eine völlig neue Aufgabe, nämlich den Brei nach hinten zu schieben, um ihn herunterschlucken zu können. Da kann einiges daneben gehen. Es braucht auch hier seine Zeit, bis dein Baby gelernt hat, wie es tatsächlich funktioniert.

Aber zurück zu der Frage, ab wann du das erste Mal den Kochlöffel schwingen darfst. Was du bisher weißt, ist, dass die Zeit nach dem 4. Monat einen groben Richtwert darstellt, welcher aber nicht in Stein gemeißelt ist. Es gibt durchaus Babys, die deutlich eher für Beikost bereit sind, während andere Babys sich damit enorm viel Zeit lassen. Biete es deinem Baby also an, zwinge es aber nicht in das Kind hinein.

2.2 Muttermilch – und dann?

Muttermilch ist die beste Ernährung für deinen kleinen Schatz, darüber brauchen wir gar nicht diskutieren. Solltest du nun – aus welchen Gründen auch immer – nicht gestillt haben, brauchst du kein schlechtes Gewissen haben. Die heutige Fläschchennahrung unterliegt einer so strengen Kontrolle und so strengen Vorschriften, dass du sie bedenkenlos verfüttern kannst.

Nun kommt aber allmählich die Zeit, in der dein Schatz mehr möchte. Dein Baby interessiert sich für dein Essen und auch, wie du isst. Höchste Zeit also, dass auch dein Liebling sich kulinarisch weiterentwickelt. Doch hier solltest du nun strukturiert vorgehen. Denn die Milch, egal, ob es Muttermilch oder Fläschchennahrung ist, sollte nicht sofort durch eine Breimahlzeit ersetzt werden. Wie ich dir im Kapitel zuvor bereits erläutert habe, muss dein kleiner Engel das Essen erst einmal lernen, was Zeit benötigt. Erst, wenn sich dein Liebling an dem

Brei satt essen kann, kannst du die Milchmahlzeit wegfallen lassen und diese durch Beikost ersetzen. Das Prinzip solltest du zunächst nur auf eine Mahlzeit beschränken. Gerne wird hierzu das Mittagessen genommen. So hat Babys Bauch und Babys Darm noch alle Zeit der Welt, um mit dem Brei fertig zu werden, ehe die Nachtruhe beginnt.

Füttere deinem Schatz zunächst nur ein paar Löffel und ergänze den Rest durch das Stillen oder durch die Flasche. Du wirst mit der Zeit merken, dass dein Schatz immer mehr Brei und immer weniger Milch trinken wird. Irgendwann wird es die Milch verweigern, dann hat sich dein Baby an dem Brei satt gegessen. Eine Frage, welche sich viele Mamas und Papas stellen, lautet: Braucht mein Baby nun zusätzlich Flüssigkeit? Dieser Frage möchte ich mit dir als nächstes auf den Grund gehen.

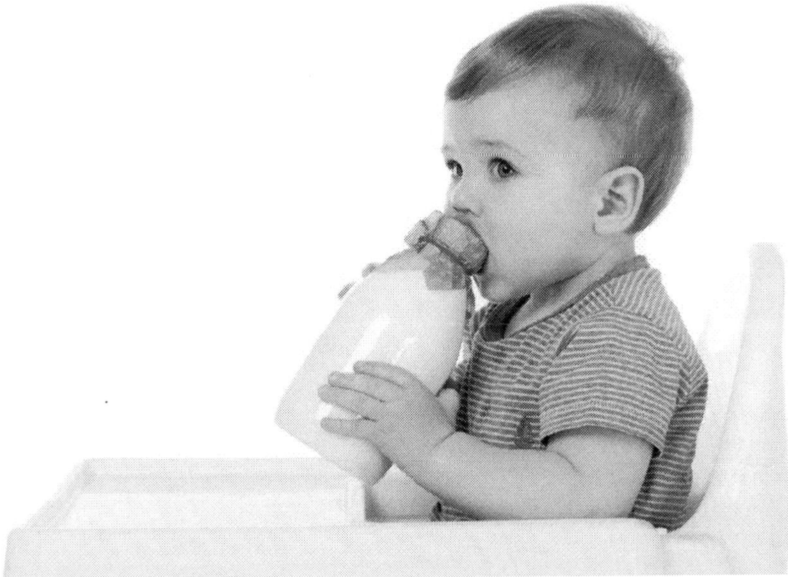

2.3 Trinken

Nur weil du jetzt langsam mit der Beikost beginnst, wird dein Baby nicht verdursten. Seine Hauptnahrungsquelle ist und bleibt vorerst noch die Muttermilch, beziehungsweise das Fläschchen. Sobald aber die erste Milchmahlzeit durch Beikost ersetzt wird, solltest du deinem Liebling zusätzlich die Möglichkeit anbieten, etwas zu trinken. Dazu eignet sich am besten Wasser. Nein, es muss kein spezielles Babywasser sein. Hier in Deutschland haben wir einen so guten Standard, dass dein Kind ebenfalls Leitungswasser oder auch stilles, gekauftes Wasser trinken darf und du als Mama oder Papa, brauchst kein schlechtes Gewissen deshalb zu haben.

Du kannst deinem Schatz auch ungesüßten Tee anbieten. Fruchtsäfte sind mit Vorsicht zu genießen, und das Mischungsverhältnis sollte mindestens 1:4 sein. Das bedeutet einen Teil Fruchtsaft auf vier Teile Wasser. Besser ist es jedoch, den Nachwuchs nicht an süße Lebensmittel zu gewöhnen, und dazu zählt nun einmal auch Saft.

Du kannst diverse Teesorten aber auch sehr gut selbst herstellen. Wie das geht und was du benötigst, möchte ich dir umgehend mit auf den Weg geben.

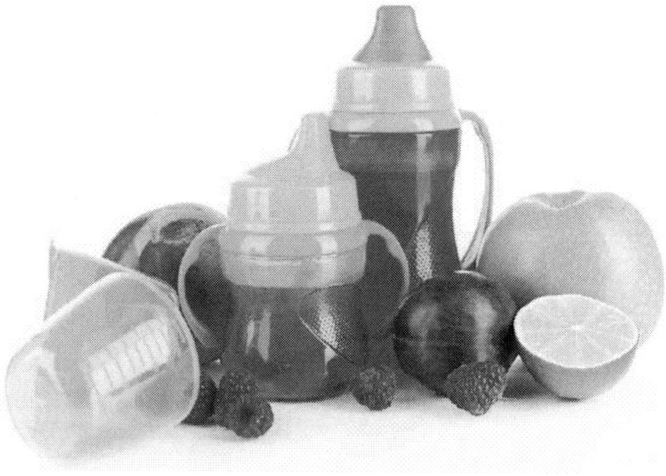

Fencheltee

Zunächst einmal bekommst du alle Zutaten in einem gut sortierten Supermarkt, im Reformhaus oder auch online im Internet! Die Zutaten sind sehr ergiebig, das bedeutet, du kommst lange damit aus. Darüber hinaus brauchst du noch einen Mörser und ein Teesieb.

Zubereitungszeit 15 Minuten
Schwierigkeitsgrad leicht

Zutaten

1 TL Fenchelsamen
1 Tasse heißes Wasser

Zubereitung

Zerstoße einen Teelöffel der Fenchelsamen mithilfe des Mörsers. Dies solltest du gründlich machen, bis sie fast nicht mehr als solche erkennbar sind. So werden die ätherischen Öle der Fenchelsamen optimal freigesetzt. Ist das geschehen, dann gibst du die zerstoßenen Samen in ein Teesieb und übergießt alles mit einer Tasse heißem Wasser. Lasse den Tee für knapp sechs Minuten ziehen, und entnehme dann das Teesieb. Sollten Teile der Samen im Tee zu finden sein, so kannst du den Tee noch einmal mithilfe eines Kaffeefilters filtern.

Kamillentee

Auch hier lässt sich der Tee wunderbar selbst herstellen! Der Kamillentee ist besonders bekannt dafür, sich positiv unter anderem auf Bauchschmerzen auszuwirken. Auch hat er ein angenehmes Aroma, weshalb er von Babys und Kindern gut vertragen wird.

Zubereitungszeit 10 Minuten
Schwierigkeitsgrad leicht

Zutaten

2 - 3 TL frische oder getrocknete Kamillenblüten
250 ml heißes, nicht mehr kochendes Wasser

Zubereitung

Gib die Kamillenblüten in ein geeignetes Gefäß und übergieße sie mit dem Wasser. Lasse sie nun für 10 Minuten ziehen, und filtere den Tee anschließend mithilfe eines Kaffeefilters. Nun kann der Kamillentee bis zur gewünschten Wärme abkühlen und getrunken werden. Das war auch schon das ganze Geheimnis.

Hagebuttentee

Für Babys ist dieser Tee ebenfalls geeignet. Allerdings mag nicht jedes Baby Hagebuttentee. Das liegt nicht zuletzt an dem säuerlichen Geschmack. Grundsätzlich gilt aber auch hier: Probieren geht über Studieren. Versuche es einfach. Vielleicht liebt dein Schatz den Hagebuttentee ja auch.

Zubereitungszeit 20 Minuten
Schwierigkeitsgrad leicht

Zutaten

2 - 3 TL getrocknete oder frische Hagebutten
250 ml kochendes Wasser

Zubereitung

Zerstoße die getrockneten Hagebutten mithilfe des Mörsers grob und gib sie in ein geeignetes Gefäß. Nimmst du frische Hagebutten, so reicht es völlig, wenn du sie einfach grob zerschneidest. Auch hier gibst du sie in ein geeignetes Gefäß. Bei beiden Varianten übergießt du nun die Hagebutten mit 250 ml kochendem Wasser und lässt alles für 10 - 15 Minuten ziehen. Anschließend filterst du den Tee wieder mithilfe eines Kaffeefilters. Lasse den Tee bis zur gewünschten Temperatur abkühlen und gib ihn dann deinen Schatz zum Trinken.

2.4 Was gibt es zu beachten bei...

Hier nähern wir uns dem Thema Kochen auch schon deutlich an. Denn jetzt geht es darum, welche Lebensmittel dein Schatz wann zu sich nehmen darf und was bei der Zubereitung zu beachten ist. Doch eines vorweg: Absolut tabu sind Gewürze jeglicher Art. Gerade bei Salz und Co. heißt es unbedingt „Finger weg"! Die Nieren deines kleinen Lieblings sind noch nicht entwickelt genug, um mit Gewürzen fertig zu werden. Darum solltest du unbedingt auf Gewürze jeglicher Art zunächst verzichten. Ab wann du Kräuter und Co. mit einbinden kannst, möchte ich dir an gegebener Stelle noch aufzeigen.

Nun will ich dich aber nicht weiter auf die Folter spannen. Lass uns gemeinsam die Lebensmittel durchgehen.

...Fleisch und Fisch?

Du solltest zunächst immer darauf achten, dass es sich bei dem Fleisch um Filet handelt. Bei Fisch musst du unbedingt darauf achten, dass keine Gräten im Filet zu finden sind. Später kannst du mehr Fleischvariationen verwenden, zum Beispiel Hackfleisch, aber das kommt erst zum Ende des ersten kulinarischen Jahres mit auf den Speiseplan. Übrigens solltest du nicht einmal oder zweimal in der Woche „große" Portionen Fleisch zubereiten, sondern lieber 4 - 5 kleinere Fleischportionen pro Woche in das Mittagessen einbinden. So kann der Körper deines kleinen Schatzes die Nährstoffe optimal aufnehmen und wird nicht ein oder zweimal mit großen Portionen überfordert. Das lässt sich mit der sogenannten Depotwirkung vergleichen: Kontinuität anstatt punktuelle Massen.

Was?	Wie zubereitet?	Ab wann?	Konsistenz
Lachs	gekocht, gedünstet	etwa ab dem 6. Monat	Zunächst fein püriert, später auch grober püriert
Seelachs	gekocht, gedünstet	etwa ab dem 6.	zunächst fein

		Monat	püriert, später auch grober püriert
Kabeljau	gekocht, gedünstet	etwa ab dem 6. Monat	zunächst fein püriert, später auch grober püriert
Makrele	gekocht, gedünstet	etwa ab dem 6. Monat	zunächst fein püriert, später auch grober püriert
Scholle	gekocht, gedünstet	etwa ab dem 6. Monat	zunächst fein püriert, später auch grober püriert
Forelle (Süßwasser)	gekocht, gedünstet	etwa ab dem 6. Monat	zunächst fein püriert, später auch grober püriert
Hähnchenbrustfilet	gekocht, gedünstet, später leicht angebraten	etwa ab dem 5. Monat	zunächst fein püriert, später auch grober püriert
Rinderfilet	gekocht, gedünstet, später leicht angebraten	etwa ab dem 5. Monat	zunächst fein püriert, später auch grober püriert
Lammfilet	gekocht, gedünstet, später leicht angebraten	etwa ab dem 5. Monat	zunächst fein püriert, später auch grober püriert
Schweinefilet	gekocht, gedünstet, später leicht angebraten	etwa ab dem 5. Monat	zunächst fein püriert, später auch grober püriert

...Obst und Gemüse?

Die Klassiker: Obst und Gemüse. Jeder von uns hat mit Obst- und Gemüsebreis angefangen, und die meisten von uns mögen auch heute noch Obst und Gemüse enorm gerne. Kein Wunder! Es ist nicht nur gesund, sondern auch verdammt lecker! Doch welches Obst und Gemüse darf ab wann zubereitet werden?

Obst

Was?	Wie zubereitet?	Ab wann?	Konsistenz
Äpfel	gekocht, oder fein gerieben	nach dem 4. Monat	zu Mus gekocht oder fein gerieben
Birnen	gekocht, oder fein gerieben	nach dem 4. Monat	zu Mus gekocht oder fein gerieben
Bananen	gekocht oder fein gerieben	nach dem 4. Monat	zu Mus gekocht oder fein gerieben
Pflaumen	gekocht	nach dem 4. Monat	zu Mus gekocht
Avocado	gekocht	nach dem 4. Monat	zerdrückt und püriert, als Brei oder Mus
Pfirsich	gekocht, roh	ab dem 6. Monat	zerdrückt und püriert, als Brei oder Mus
Nektarine	gekocht, roh	ab dem 6. Monat	zerdrückt und püriert, als Brei oder Mus
Aprikose	gekocht, roh	ab dem 6. Monat	zerdrückt und püriert, als Brei oder Mus
Heidelbeere	gekocht, roh	ab dem 6. Monat	zerdrückt und püriert, als Brei

			oder Mus
Melone	gekocht, roh	ab dem 6. Monat	zerdrückt und püriert, als Brei oder Mus
Papaya	gekocht, roh	ab dem 6. Monat	zerdrückt und püriert, als Brei oder Mus
Kiwi	gekocht, roh	ab dem 8. Monat	zerdrückt und püriert, als Brei oder Mus
Himbeeren	gekocht, roh	ab dem 8. Monat	zerdrückt und püriert, als Brei oder Mus
Erdbeeren	gekocht, roh	ab dem 8. Monat	zerdrückt und püriert, als Brei oder Mus
Zitrusfrüchte	gekocht, roh	ab dem 13. Monat	zerdrückt und püriert, als Brei oder Mus, je nach Entwicklung des Babys auch schon in kleine Stücke geschnitten
Grapefruit	gekocht, roh	ab dem 13. Monat	zerdrückt und püriert, als Brei oder Mus, je nach Entwicklung des Babys auch schon in kleine Stücke geschnitten

Gemüse

Was?	Wie zubereitet?	Ab wann?	Konsistenz
Möhren	Gekocht	nach dem 4. Monat	Brei oder Mus
Pastinaken	gekocht	nach dem 4. Monat	Brei oder Mus
Kartoffeln	gekocht	nach dem 4. Monat	Brei oder Mus
Kürbis	gekocht	nach dem 4. Monat	Brei oder Mus
Zucchini	gekocht	nach dem 4. Monat	Brei oder Mus
Süßkartoffeln	gekocht	nach dem 4. Monat	Brei oder Mus
Gurken	gekocht	nach dem 4. Monat	Brei oder Mus
Brokkoli	gekocht	ab dem 6. Monat	Brei oder Mus
Mais	gekocht	ab dem 6. Monat	Brei oder Mus
Sellerie	gekocht	ab dem 6. Monat	Brei oder Mus
Kohlrabi	gekocht	ab dem 6. Monat	Brei oder Mus
Blumenkohl	gekocht	ab dem 6. Monat	Brei oder Mus
Fenchel	gekocht	ab dem 6. Monat	Brei oder Mus
Spinat	gekocht	ab dem 6. Monat	Brei oder Mus
Rosenkohl	gekocht	ab dem 8. Monat	Brei oder Mus
Erbsen	gekocht	ab dem 8. Monat	Brei oder Mus
Rote Beete	gekocht	ab dem 8. Monat	Brei oder Mus
Aubergine	gekocht	ab dem 8. Monat	Brei oder Mus
Tomaten (frisch)	Gekocht, roh	ab dem 10. Monat	Brei, Rohkost, passierte Tomaten können eher gereicht werden
Paprika	Gekocht, roh	ab dem 10. Monat	Brei, Rohkost

… Flocken, Getreide und Korn

Hier erwartet dich einmal keine tabellarische Übersicht. Denn Getreide darfst du nach dem 4. Monat gerne deinem Baby anbieten. Bei den Getreidesorten kannst du hierbei aus dem Vollen schöpfen. Es ist dir überlassen, ob du Haferflockenbrei, Grieß oder eine andere Getreidesorte wählst. Selbst Reis und Nudeln sind nun drin. Allerdings solltest du es nicht übertreiben! Fange mit kleinen, aus deiner Sicht „Miniportionen" an und steigere die Menge langsam und mit Bedacht. Wähle immer nur eine Getreidesorte aus und festige diese, ehe du eine neue Sorte mit in das kulinarische Repertoire aufnimmst. Der Babybauch wird es dir danken.

Doch bei aller Liebe und allem guten Willen, Tabu ist eindeutig alles, was in Körnerform daherkommt. Dies ist für deinen kleinen Engel einfach noch zu schwer zu verwerten und reizt den Magen und den Darm. Hinzu kommt, dass Körner in die Luftröhre gelangen und dort bis hin zum Ersticken deinem Baby erhebliche Qualen zufügen können. Ehe du also zum Schwarzbrot mit ganzen Körnern greifst, solltest du noch ein wenig Zeit verstreichen lassen. Zwischen dem 12. und 18 Monat kannst du aber auch hier langsam ganze Körner einbauen. Dann hat dein Baby bereits ein Milchzahngebiss und kann die Körner kauen und somit ordentlich verwerten.

2.5 Allergien und Unverträglichkeiten - Was ist zu beachten?

Man hört es immer wieder: Mein Baby hat eine Laktose-Intoleranz. Oder: Mein Baby bekommt nur glutenfreie Nahrung. Andere Eltern mögen darauf hinweisen, dass ihr Baby nur vegetarisch, im schlimmsten Fall auch vegan ernährt wird.

Wo liegt das Problem? Oftmals haben Babys weder eine Laktose-Intoleranz noch leiden sie an einer Glutenunverträglichkeit. Zurzeit zeichnet sich verstärkt bei Erwachsenen der Trend ab, unter solchen Intoleranzen zu leiden. Allerdings haben die wenigsten Erwachsenen mit solchen Erkrankungen tatsächlich zu kämpfen, es sei denn, eine Intoleranz wurde ärztlich diagnostiziert. Nun will ich hier aber niemanden etwas unterstellen, trotzdem solltest du gerade aus Liebe zu deinem Baby einmal darüber nachdenken, was geschieht, wenn du deinem Schatz Milch- und Getreideprodukte vorenthältst, obwohl es faktisch und medizinisch gar keinen Grund dazu gibt. Du provozierst damit genau das, was du eigentlich verhindern wolltest: Dein Schatz entwickelt tatsächlich Unverträglichkeiten und Allergien. Sofern es keinen medizinisch belegten Fall in eurer Familie gibt, dass tatsächlich jemand unter dieser Krankheit leidet, solltest du deinem Kind diese angenommenen Intoleranzen nicht aufzwingen. Sollte aber tatsächlich ein Fall in eurer Familie medizinisch belegt sein, so solltest du deinen Kinderarzt um Rat fragen. Dieser kann dir genaue und spezifische Informationen geben, wie du dich in diesem Fall verhalten musst.

Wenn dein Liebling also nach einer Beikostmahlzeit weint, weil es Bauchweh hat, so ist das nicht unbedingt das Anzeichen einer Unverträglichkeit! Vielleicht war es einfach zu früh, das Nahrungsmittel deinem Schatz zur Verköstigung zu reichen. In dem Fall wäre der Darm deines Lieblings einfach noch nicht so weit.

Ein besonderer Punkt gilt der vegetarischen und der veganen Ernährung. Dass die vegane Ernährung eines Babys kein Thema sein sollte, das dürfte klar sein. Zu viele Einschränkungen durch nicht erlaubte Lebensmittel können zu einem bedrohlichen Nährstoffmangel deines Lieblings führen. Diese potenziell mögliche Schädigung deines Babys sollte unter allen Umständen vermieden werden. Etwas offener kann man der vegetarischen Ernährung gegenüberstehen, trotzdem sollte man dies nicht unbedingt durchführen, wenn es nicht zwingend erforderlich ist. Bei der vegetarischen Ernährung kannst du fehlende Nährstoffe ergänzen. Allerdings solltest du sehr viel Ahnung von den Lebensmitteln haben. Besonders aber von denen, die dein Baby altersgerecht verträgt und die die tierischen Nährstoffe aus dem Fleisch ersetzen. Hier möchte ich aber nicht speziell mit den Rezepten drauf eingehen, da ich keine Ernährungsberaterin bin.

Grundsätzlich ist die gesündeste Ernährungsform diejenige, die ausgewogen ist. Das bedeutet: viel frisches Obst und Gemüse (möglichst aus biologischem Anbau), etwas Fleisch und Fisch (auch hier wäre Fleisch aus einer artgerechten, biologischen und nachhaltigen Haltung des Tieres empfehlenswert) sowie eine ausgewogene Menge an Getreideprodukten.

2.6 Vitamine, Mineralien und Spurenelemente - Was braucht mein Baby?

Und hier sind wir auch schon bei den wichtigsten Vitaminen und Nährstoffen, die dein Baby benötigt, um zu wachsen und zu gedeihen. Denn die Welt erkunden, das ist das, was dein Baby in der nächsten Zeit machen wird. Und damit dein Baby Freude am Lernen hat und neugierig bleibt, bedarf es vieler wichtiger Vitamine, Mineralien und Spurenelemente. Damit du die wichtigsten von ihnen kennenlernst, habe ich dir hier eine Übersicht erstellt, in der du nachsehen kannst, welche Nährstoffe dein Kind braucht und wofür sie gut sind.

Nährstoff	Wo zu finden	Wirkung
Eisen	zum Beispiel rotes Fleisch, Nüsse, Spinat	wichtig für die Blutbildung und den Transport des Sauerstoffs im Blut, ebenfalls wichtig für die Entwicklung des Gehirns und diverse Stoffwechselvorgänge
Vitamin C	Äpfel, Birnen, Tomaten, später auch Paprika	begünstigt die Aufnahme von Eisen, fördernde und unterstützende Wirkung auf das Immunsystem
Kalzium	Milch (Produkte), Vollkorn, Möhren, Sesam, Mandeln (für Babys Mandelmus)	gut für Knochenaufbau und Knochenstabilität, Blutgerinnung und verschiedene Stoffwechselvorgänge, sehr wichtig für Nervenimpulsübertragung
Omega-3-Fettsäuren	Lachs, Rapsöl, Leinöl, Walnussöl, Hanföl	wichtig für Zellstoffwechsel, Eiweißsynthese, Hormone

		und körpereigene Abwehr
Omega-6-Fettsäuren	Lachs, Rapsöl, Leinöl, Walnussöl, Hanföl	Wachstum, Heilung von Wunden
Zink	Haferflocken, Vollkorngetreide, Cashew-Nüsse (für Babys als Mus)	Insulinspeicherung, Wachstum von Haaren und Haut, Eiweißsynthese, sowie Immunsystem
Jod	Seefisch, Milch und Milchprodukte, Hühnerei	Schilddrüse
Flour	Fisch, Walnüsse	Knochen, gesunde Zähne
Kalium	Kartoffeln, Petersilie, Spinat, Trauben	Regulation des Wasserhaushalts, Reizweiterleitung, Nervensystem
Natrium	Milchprodukte, Fleisch, Getreide, Tomatenmark	Regulation des Wasserhaushalts, Blutdrucks und der Nervenübertragung
Magnesium	Nüsse, Bananen, Vollkornprodukte	Stoffwechsel, Nervensystem, Knochenaufbau
Vitamin D3	Für Babys ausschließlich als Tabletten (Vigantoletten), da Vitamin D3 sonst über die UV-Strahlen mittels der Haut aufgenommen wird, Babys aber vor direkter Sonneneinstrahlung geschützt werden müssen	Knochen, Skelett
Vitamin B12	tierische Produkte wie Fleisch, Fisch, Milch und Eier	Bildung roter Blutkörperchen, Wachstum und Entwicklung

Du musst jetzt keinen Essensplan entwerfen, in der jede Mahlzeit alle Vitamine, Mineralien und Spurenelemente enthält. Wichtig ist, dass du dein Baby ausgewogen ernährst. So stellst du sicher, dass dein Liebling mit allen wichtigen Mineralien versorgt wird.

2.7 Babys erste Zähne

Die ersten Zähne – das bedeutet für Mama, Papa und das Baby sehr viel Leid. Und das ist auch kein Wunder! Zähne tun weh, wenn sie gehen, aber in diesem Fall auch, wenn sie kommen. Zu dieser Zeit wirst du wahrscheinlich eine Vielzahl an Veränderungen bei deinem Schatz feststellen. Vielleicht bekommt dein Schatz einen wunden Po, hat rote Wangen oder speichelt sehr viel. Auch beim Essen kann es immer mal wieder Probleme geben. Dann verweigern die Kleinen nämlich gerne einmal die Nahrung. Zu verübeln ist es ihnen aber nicht. Wir würden auch nicht mit Zahnschmerzen essen wollen!

Sind die kleinen Beißerchen erst einmal durchgebrochen, so beginnt schon beim ersten Zahn Babys tägliche Zahnpflege. In der Drogerie kannst du kleine Mini-Zahnbürsten kaufen, die du einfach auf deinen Finger steckst. Zahnpaste brauchst du aber noch nicht zu besorgen. Die erste Zahnpaste wird ab einem Alter von 6 Monaten empfohlen. Zahnpflege ist also mit dem ersten Zahn Programm. Je eher dein Schatz dies kennenlernt, desto routinierter und selbstverständlicher wird dein Liebling damit umgehen.

2.8 Es zwickt und zwackt

Immer wieder kommt es zu Bauchweh bei deinem Schatz. Vielleicht hast du schon die berüchtigten drei Monats-Koliken kennengelernt. Eine üble Zeit für alle. Das Baby leidet und schreit, und Mama und Papa können einfach nicht helfen. Stundenlang geht das so, bis die Eltern irgendwann mit den Nerven zu Fuß unterwegs sind.

Doch woran kann es liegen? Die Wissenschaft weiß mittlerweile, dass der Darm sehr empfindlich ist. Wurde das Baby 10 Monate lang über die Nabelschnur ernährt, muss es mit der Geburt Milch trinken. Das kann den noch nicht ganz ausgereiften Darm ganz schön zu schaffen machen. Wichtige Bakterien siedeln sich zwar sofort im Darm an, doch das Zusammenspiel muss erst einmal funktionieren. Genau dies ist es, was manchen Eltern mehr, anderen Eltern weniger und natürlich dem Baby das Leben schwer macht. Nun hat man die ersten Monate überstanden, vielleicht sogar recht gut, da steht schon das nächste Event für den Darm auf dem Plan: die Beikost. Natürlich sind die Zutaten für Babys erste „Gerichte" schonend ausgewählt. Das bedeutet aber nicht, dass der Darm das auch so sieht. Der Darm deines Babys ist noch sehr empfindlich. Es kann durchaus sein, dass es böse Bauchschmerzen nach der ersten Beikost gibt – vielleicht passiert aber auch gar nichts, und der Darm deines Schatzes verträgt die erste Beikost ohne Probleme. Von Blähungen über Bauchweh bis hin zur Verstopfung oder Durchfall kann alles passieren oder aber auch nichts.

Hier sind aber nun die Eltern gefragt. Du solltest mit der Schonkost langsam beginnen und dich erst einmal auf eine Zutat festlegen. Klappt das über ein bis zwei Wochen recht gut, dann kannst du eine weitere Zutat dem Brei zufügen. So kannst du beispielsweise einfach mit Möhrenmus oder Apfelmus beginnen. Verträgt dein Schatz das gut, so kann daraus ein Kartoffel-Möhrenbrei oder ein Birnen-Apfelmus werden. Lasse dir lieber ein wenig mehr Zeit, als dass du den Darm deines Schatzes überforderst.

Diese Regel gilt übrigens das gesamte erste Jahr hindurch. Mit der Zeit funktioniert es immer besser, und der Darm kommt auch spontan mit neuen Nahrungsmitteln zurecht. Trotzdem solltest du nichts heraufbeschwören. Und das passiert schneller, als du denkst. Immerhin bist du ja wahnsinnig stolz, dass du deinem Schatz nun endlich die erste Beikost reichen darf. Wenn du es gut meinst, dann solltest du es einfach langsam angehen lassen. Euch bleibt noch jede Menge Zeit, um euch durch dieses Kochbuch zu kochen.

Übrigens: Nicht selten bekommen Babys einen wunden Po, wenn ein neues Lebensmittel gefüttert wird. Viele Eltern beobachten dies auch, wenn das Baby zahnt. Nicht selten entwickelt sich aus dem wunden Po ein Pilz. Das ist absolut nichts Schlimmes und viele, viele Kinder haben mindestens einmal im Säuglings-

und Babyalter einen Pilz. Doch sollte dieser dann behandelt werden. Frage hierzu deinen Kinderarzt um Rat.

2.9 Welche ist denn nun die richtige Zeit?

Viele Eltern fragen sich, wann die richtige Zeit gekommen ist, um mit der Beikost zu starten. Du kannst dir sicher vorstellen, dass es schier unmöglich ist, einen genauen Zeitpunkt festzulegen. Zu unterschiedlich sind die Babys in ihrer Entwicklung. Es gibt Babys, die beginnen mit der Beikost nach dem vierten Monat, andere Babys akzeptieren sie erst um den siebten Monat herum. Alleine an der Zeitspanne erkennst du schon, dass es hier kein Richtig und kein Falsch gibt, sondern nur das Tempo deines Schatzes. Sollte dein Baby allerdings später als nach dem vierten Monat mit der Beikost beginnen, so solltest du trotzdem nicht in einer höheren Rezeptkategorie einsteigen. Ist dein Schatz beispielsweise 7 Monate alt, und ihr startet jetzt erst mit der Beikost durch, so behandele alles hier in dem Buch Geschriebene so, als wäre dein Baby erst 5 Monate alt. Beginne also mit den Rezepten nach dem 4 Monat, auch wenn dein Schatz schon 7 Monate alt ist. Dann dauert es eben etwas länger, bis ihr die Familienkost erreicht habt. Aber es ist besser, ein wenig länger zu warten, um zu vermeiden, dass die Beikost zu einer Qual für alle wird. Übrigens: Es steht nirgendwo geschrieben, dass du nach dem 4. Monat beginnen *musst*. Gerne suggerieren andere Mütter und Ratgeber genau diese zeitliche Festlegung. Lass dich davon nicht ins Bockshorn jagen. Es dauert eben so lange, wie es dauert – und das ist auch gut so.

2.10 Wichtiges zum Schluss

Natürlich gibt es viel zu diesem Thema zu sagen, das steht außer Frage. Doch nicht immer lässt sich alles im Vorfeld unter Dach und Fach bringen. Genau aus diesem Grund ist dieses letzte Kapitel entstanden. Hier sollen noch einmal wichtige Dinge zur Sprache gebracht werden, ehe du wirklich den Kochlöffel zu schwingen beginnst!

Zunächst geht es um den Ablauf der ersten Beikost an sich. Auch wenn du vor Stolz platzen könntest, dass dein Schatz diesen wichtigen Schritt vollzogen hat und nun seinen ersten Brei isst, bedeutet das aber nicht, dass du nun richtig auftischen musst. Ganz im Gegenteil. Fange mit einem Brei an, und bleibe zunächst für eine Woche bei diesem Brei. Anschließend kannst du eine neue Zutat mit in den Topf bringen. Wozu ist das gut? Zum einen braucht dein Baby am Anfang keine große Vielfalt. Dieser eine Brei ist schon das Ding der Dinge. Immerhin kannte es bisher nur die Muttermilch oder das Fläschchen, und plötzlich ist da ein unglaublich leckerer Möhrenbrei. Zum anderen kannst du aber auch gut beobachten, welche Zutaten dein Liebling mag und auch verträgt und mit welchen du noch warten beziehungsweise welche Zutaten du weglassen solltest, weil dein Schatz sie nicht mag. Später, wenn dein Schatz erst einmal an die Beikost gewöhnt ist, kannst du natürlich auch mal zwei neue Zutaten mit aufnehmen und auch ganz neue Rezepte kochen, die täglich variieren. Doch für den Anfang lasse es lieber ruhig angehen.

Zudem solltest du unbedingt darauf achten, dass du Zucker vermeidest, wenn immer es geht. Das Thema Zucker kommt noch früh genug auf den Tisch und das im wahrsten Sinne des Wortes. Wenn du also einen Fruchtbrei einkochst, dann brauchst du nicht noch extra Zucker hinzufügen. Übrigens ein kleiner Tipp: Probiere das Essen deines Babys ruhig einmal. Du wirst staunen, wie intensiv ungewürztes und ungezuckertes Obst und Gemüse tatsächlich schmecken. Sehr viele Mamas und Papas sind überrascht und schämen sich tatsächlich ein wenig, dass ihre Geschmacksnerven schon so verdorben sind.

Milch. Das ist ebenfalls immer ein Thema für sich. Manch einer behauptet, dass Kinder gar keine Kuhmilch konsumieren dürfen, andere können es kaum abwarten und stehen schon im Kreißsaal mit einer Flasche Vollmilch. Dass Milch gesund für die kleinen Schätze ist, das steht außer Frage. Allerdings sollte sie erst ab dem 6. Lebensmonat verabreicht werden und das auch nicht als Trinkmilch, sondern zwecks Zubereitung von Breien. Noch etwas ist aber zu beachten: Du solltest ausschließlich Vollmilch mit mindestens 3,5 % Fettanteil verwenden.

3. Nun bist du an der Reihe

Und hier kommen wir nun endlich zum zentralen Thema: Es geht um das Kochen. Doch ehe du so wirklich durchstarten kannst, möchte ich dir noch einige Tipps mit auf den Weg geben. Wie ich bereits schon erwähnt habe, sind die Rezepte zwar nach Alter sortiert, das bedeutet aber nicht, dass dein Schatz sie dann auch schon verträgt. Es kann sehr gut sein, dass ein Baby eher an Beikost interessiert ist, während sich ein anderes Baby noch ein paar Wochen Zeit damit lässt. Denke daran, dein Schatz gibt das Tempo vor und niemand anderes.

Nun aber direkt zu den Rezepten. Denn hier habe ich auch noch die eine oder andere Anmerkung für dich. Die Rezepte sind, besonders jene nach dem 4. Lebensmonat, für mehrere Portionen bestimmt. Somit wird das Thema auf Vorrat kochen noch einmal eine ganz wesentliche Bedeutung für dich bekommen. Spätere Rezepte, beispielsweise ab dem 8. Lebensmonat, beziehen sich teilweise auf Einzelportionen. Sie lassen sich aber auch sehr gut auf Vorrat einkochen.

Breie, die du aus deinem Vorrat verwendet hast, sollten nur einmal erhitzt werden. Wenn dein Liebling sie also beim ersten Mal nicht verputzt hat, dann kannst du sie essen, oder du musst sie entsorgen. Die Gefahr, dass das Essen trotz Kühlung von Bakterien befallen wird, ist groß. Zudem gehen bei jedem Erhitzen wichtige Vitamine und Mineralien kaputt. Da dein Baby aber besonders am Anfang nicht viel Nahrung zu sich nehmen wird – du kannst froh sein, wenn du zwei Teelöffel verfüttern kannst – macht es also Sinn, die Vorräte in entsprechenden Größenverhältnissen anzulegen. Welche Methoden sich besonders gut eignen, möchte ich dir im nächsten Kapitel zeigen.

3.1 Wegwerfen muss nicht sein – Vorräte

Die klassischen Gläschen, die es im Handel zu kaufen gibt, sind nicht schlecht. Besonders bei Babynahrung sind die Richtwerte und Gesetze sehr streng. Trotzdem berichten viele Eltern von dem Problem, dass die Mengen einfach zu groß sind und sie fast das ganze Gläschen verwerfen müssen. Das ist nicht nur rausgeschmissenes Geld, sondern es gehört sich auch nicht, Lebensmittel wegzuwerfen. Und hier kommt der große Vorteil, wenn du für deinen Schatz selbst kochst: Du kannst die Portionsgröße selbst bestimmen und an die Bedürfnisse deines Lieblings anpassen. Das ist besonders praktisch, wenn man unterwegs ist. So kannst du genau kalkulieren, wie viel du mitnehmen musst, um über den Tag zu kommen.

Ich kann deine Frage schon jetzt in deinem Kopf lesen: Aber ein Gläschen ist ein Gläschen. Ja, das ist richtig! Aber wer hat gesagt, dass alles in Gläschen eingekocht werden muss? Sehr gut eignen sich – und du wirst es kaum glauben – Eiswürfelbehälter zum Einfrieren. Ja, du hast richtig gelesen! Diese kleinen Würfel haben die optimale Portionsgröße für kleine Beikost-Anfänger. Aber auch später, wenn Joghurt und Co. mit ins Spiel kommen, ergibt sich aus diesen kleinen Blöcken eine hervorragende Portion Fruchtsoße. Das Beste aber ist, dass du sie platzsparend einfrieren und nach Bedarf aus der Form lösen kannst. Dabei ist es egal, ob es sich am Anfang um den später warmen Mittagsbrei handelt oder später um die besagte Fruchtsoße!

Aber nicht nur Eiswürfelbehälter eignen sich dazu, um für deinen Schatz auf Vorrat zu kochen. Auch das klassische Einkochen im Glas ist sehr gut für Fruchtmus und Fruchtbrei geeignet! Aus eigener Erfahrung kann ich aber sagen, dass Gemüsebreie mit Fisch oder Fleisch sich eher schlecht im Gläschen einkochen lassen. Daher möchte ich dir noch einen Tipp mit auf den Weg geben, wie du deine Vorräte gut aufstocken kannst: Du kochst die gewünschte Menge von einem beliebigen Brei. Nach dem Pürieren lässt du den Brei ein wenig abkühlen, so dass er nicht mehr so heiß ist. Anschließend gibst du ihn in einen Gefrierbeutel und kerbst diesen so ein, dass Blöcke entstehen. Lasse den Brei im Gefrierbeutel nun komplett auskühlen und lege ihn mit den Einkerbungen ins Gefrierfach. Sobald du eine Portion dieses Breis verfüttern möchtest, kannst du ihn ganz einfach abbrechen. Deswegen solltest du auch diese Einkerbungen machen. Den Rest lässt du einfach im Gefrierfach, bis du ihn aufbrauchst oder wieder benötigst.

Du glaubst gar nicht, wie einfach das Leben mit dem Kochen auf Vorrat ist. Kühlschrank auf, Vorrat raus, erwärmen und verfüttern. Und das Ganze ohne schlechtes Gewissen, denn du hast ja alles im Vorfeld frisch, ausgewogen und gesund zubereitet! Klar, am Anfang ist es unglaublich toll, für den kleinen Schatz zu kochen, aber du wirst irgendwann an den Punkt kommen, an dem du froh bist, dass du die Mahlzeiten portionsweise eingefroren hast.

Aber nun wird die lange Vorrede wirklich ein Ende haben, und wir schauen uns gemeinsam die kulinarischen Köstlichkeiten an, die dein Schatz zukünftig genießen darf. Auf geht's!

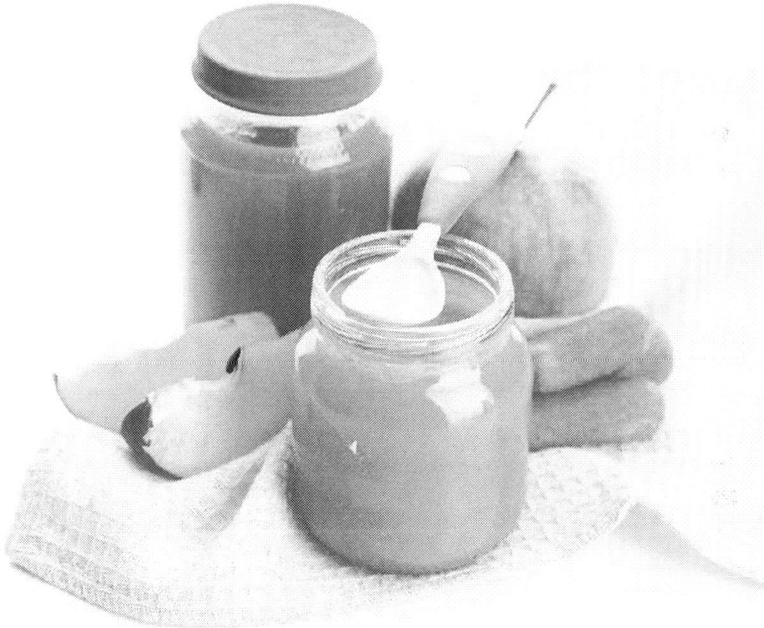

4. Rezepte nach dem 4. Lebensmonat

Hier kommen nun endlich die ersten Rezepte zum Nachkochen. Du bist sicherlich schon aufgeregt, was ich nachvollziehen kann. Es ist ein großer Schritt in der Entwicklung deines Schatzes. Darum ist es aber auch so wichtig, dass ich hier noch einmal kurz aushole.

Dein Schatz wächst und gedeiht und lernt jeden Tag etwas Neues. Das benötigt nicht nur viel Energie, sondern dein Liebling braucht viele Nährstoffe, Vitamine und Spurenelemente, damit dein Baby die Welt erkunden kann. Bisher war die Muttermilch oder das Fläschchen die Nahrungsquelle für alles, was das Baby zum Leben brauchte. Doch mit der stückchenweisen Eroberung der Welt braucht dein Schatz bald mehr und zwar von allem. Allerdings sollte auch hier nichts überstürzt werden. Immerhin bekommt dein Liebling noch die wertvolle Muttermilch beziehungsweise das Fläschchen. Damit ihr den Übergang zur Beikost aber trotzdem mit viel Erforschersinn, Spaß und kulinarischen Highlights meistert, möchte ich dir kurz aufzeigen, wie ein sanfter und schonender Übergang zur Beikost aussehen könnte.

Empfohlene Mahlzeiten	Nach dem 4. Lebensmonat	
	1. und 2. Woche der Beikost	**3. und 4. Woche der Beikost**
Morgens	Stillen oder Fläschchen	Stillen oder Fläschchen
Vormittags	Stillen oder Fläschchen	Stillen oder Fläschchen
Mittags	Stillen oder Fläschchen davor aber einen von dir gekochten Gemüsebrei	Stillen oder Fläschchen davor aber einen von dir gekochten Gemüsebrei und als Nachtisch einen Fruchtbrei
Nachmittags	Stillen oder Fläschchen	Stillen oder Fläschchen
Abends	Stillen oder Fläschchen	Stillen oder Fläschchen

(Quelle: www.hipp.de)

Spielerisch, das ist hier das Zauberwort. Je spielerischer du mit dem Zubereiten und dem Essen umgehst, je einfacher hat es dein Schatz. Das ist ja auch nur logisch. Für dein Baby ist die Beikost nicht nur ein kulinarisches Feuerwerk, es ist auch etwas Neues, dass dein Baby spielerisch erkunden wird.

Du solltest erst einmal davon ausgehen, dass die ersten Male Breiessen nicht einwandfrei funktionieren werden. Dein Schatz muss diese neue Situation erst noch erlernen und zur Routine werden lassen. Dementsprechend klein sollten auch die Portionen ausfallen. In der Regel sind es zwischen einem und fünf Teelöffel, die du deinem Engel zu Beginn füttern kannst, ehe dein Schatz kein Interesse mehr hat. Das liegt daran, dass es für dein Baby sehr anstrengend ist. Trotzdem solltest du am Ball bleiben. Eine große Hilfe ist es auch für dein Kind, wenn du es in die Zubereitung einfach mit einbindest. Du schälst gerade Kartoffeln? Na dann erzähle deinem Baby, was du da genau tust und warum. Gib deinem Schatz ruhig einmal eine Kartoffel oder eine Möhre in die Hand. So kann dein Schatz das Nahrungsmittel ganz in Ruhe untersuchen und erforschen. Und da wir gerade schon beim Schälen der Zutaten sind, möchte ich nun auch ohne weitere Vorreden mit dir zu den Rezepten kommen. Viel Freude damit.

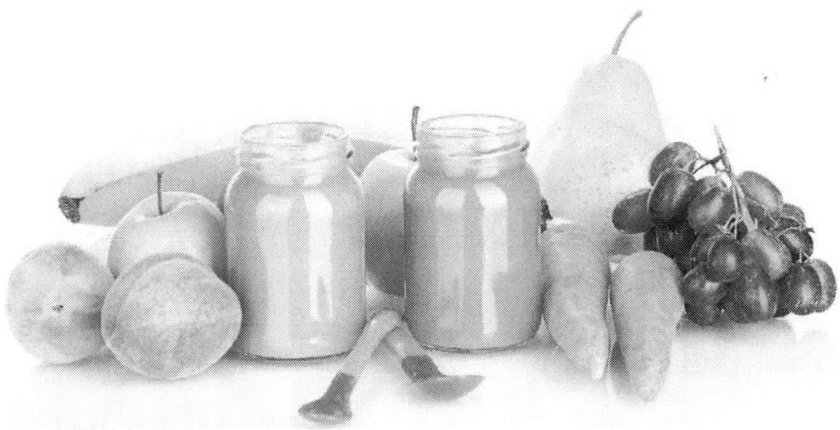

Möhrenmus

Der Klassiker Möhrenmus ist nicht nur denkbar einfach in der Herstellung, sondern auch sehr schmackhaft für deinen kleinen Engel. Du kannst diesen Brei sehr gut mithilfe einer Eiswürfelform nach dem Kochen einfrieren und somit für weitere Mahlzeiten aufbewahren. Diese musst du dann nur aus der Eiswürfelform lösen und erwärmen. So einfach kann es gehen.

Zubereitungszeit 15 Minuten
Schwierigkeitsgrad leicht

Zutaten

150 g – 200 g Möhren
1 TL Rapsöl

Zubereitung

Schäle die Möhren und schneide sie in kleine Stücke – das verringert die Kochzeit. Nun kochst du die Möhren gar. Lasse sie lieber eine Minute länger kochen, dass sie schön weich sind. Nun kannst du sie abgießen und einen Teelöffel Rapsöl mit an die Möhren geben. Manche Vitamine in den Möhren sind nur fettlöslich und können von dem Körper daher nur mithilfe von Öl oder Ähnlichem aufgenommen werden. Du pürierst die Möhren im Anschluss und gibst eventuell noch etwas abgekochtes Wasser hinzu, bis das Möhrenmus die passende Konsistenz hat. Du kannst nun ein wenig für das Mittagessen beiseitestellen und den Rest in einer Eiswürfelform einfrieren.
Guten Appetit

Kartoffelbrei mit Möhren

Ebenfalls ein Klassiker und sehr einfach in der Zubereitung. Die Kartoffeln sorgen für eine gute Sättigung deines Lieblings und du kannst auch hier den Brei wieder mithilfe einer Eiswürfelform nach dem Kochen einfrieren und somit für weitere Mahlzeiten aufbewahren. Diese musst du dann nur aus der Eiswürfelform lösen und erwärmen.

Zubereitungszeit 20 Minuten
Schwierigkeitsgrad leicht

Zutaten

100 g Möhren
100 g – 150 g Kartoffeln
1 TL Rapsöl

Zubereitung

Schäle die Möhren und schneide sie in kleine Stücke – das verringert die Kochzeit. Verfahre ebenso mit den Kartoffeln. Nun kochst du die Kartoffeln gar. Nach knapp 10 Minuten der Kochzeit der Kartoffeln kannst du die Möhren mit in den Topf geben. Koche die Möhren und Kartoffeln nun gar. Lasse beides lieber eine Minute länger kochen, dass sie schön weich sind. Nun kannst du sie abgießen und einen Teelöffel Rapsöl mit an die Möhren-Kartoffeln geben. Manche Vitamine in den Möhren sind nur fettlöslich und können von dem Körper daher nur mithilfe von Öl oder anderen Fetten aufgenommen werden. Du pürierst die Möhren-Kartoffeln im Anschluss und gibst eventuell noch etwas abgekochtes Wasser hinzu, bis der Möhren-Kartoffelbrei die passende Konsistenz hat. Du kannst nun ein wenig für das Mittagessen beiseitestellen und den Rest in einer Eiswürfelform einfrieren.

Pastinaken mit Hühnchen

Nun kommt ein wenig Farbe ins Spiel. Heute kochen wir Pastinaken mit feiner Hühnchenbrust. Natürlich alles zu einem bekömmlichen Brei püriert, damit dein Schatz diesen auch gut zu sich nehmen kann. Auch hier kannst du den überschüssigen Brei gut portionsweise in einer Eiswürfelform einfrieren.

Zubereitungszeit 20 Minuten
Schwierigkeitsgrad leicht

Zutaten

150 g Pastinaken
100 g Hähnchenbrustfilet

Zubereitung

Die Hähnchenbrust wird zunächst gekocht. Sie muss unbedingt komplett durchgekocht sein und darf unter gar keinen Umständen innen roh sein (Salmonellengefahr!). Schäle in der Zwischenzeit die Pastinaken und schneide sie klein. Koche sie ebenfalls gar. Ist beides fertig gekocht, gibst du die Hähnchenbrust und die Pastinaken in einen Topf und pürierst alles sehr gut. Eventuell musst du noch ein wenig abgekochtes Wasser hinzugeben, damit der Brei die passende Konsistenz zum Löffeln hat. auch hier kannst du wieder ein wenig für das Mittagessen beiseitestellen und den Rest in einer Eiswürfelform einfrieren.

Süßkartoffeln mit Kürbis und Rind

Auch ein besonderer Gaumenschmaus für deinen Liebling. Lecker und einfach in der Zubereitung, lässt es sich auch hier wieder wunderbar portionsweise einfrieren.

Zubereitungszeit 20 Minuten
Schwierigkeitsgrad leicht

Zutaten

150 g Süßkartoffeln
100 g Speisekürbisfruchtfleisch
100 g Rinderfilet (sehr gut mit viel Eisen)

Zubereitung

Koche als erstes das Rinderfilet gar. Achte auch hier wieder darauf, dass das Fleisch komplett durchgekocht ist und keine rohen Stellen mehr hat. Schäle und schneide anschließend den Kürbis und die Süßkartoffeln. Koche beides gemeinsam oder getrennt (wie es dir lieber ist) gar und gieße es anschließend ab. Gib nun alles zusammen in einen Topf und püriere es gut zu einem Brei. Eventuell musst du noch ein wenig abgekochtes Wasser hinzugeben, damit der Brei die passende Konsistenz zum Löffeln hat. Auch hier kannst du wieder ein wenig für das Mittagessen beiseitestellen und den Rest in einer Eiswürfelform einfrieren.

Lammfilet an Zucchini-Kartoffeln

Vielleicht nicht gerade üblich in unseren Breitengraden, doch das Lammfleisch ist nicht nur lecker, sondern auch sehr bekömmlich für deinen Schatz. Also ran an den Kochlöffel.

Zubereitungszeit 20 Minuten
Schwierigkeitsgrad leicht

Zutaten

150 g Kartoffeln
100 g Zucchini
100 g Lammfilet

Zubereitung

Koche als erstes das Lammfilet gar. Achte auch hier wieder darauf, dass das Fleisch komplett durchgekocht ist und keine rohen Stellen mehr hat. Schäle und schneide anschließend die Kartoffeln und schneide die Zucchini klein. Koche beides gemeinsam oder getrennt (wie es dir lieber ist) gar und gieße es anschließend ab. Gib nun alles zusammen in einen Topf und püriere es gut zu einem Brei. Eventuell musst du noch ein wenig abgekochtes Wasser hinzugeben, damit der Brei die passende Konsistenz zum Löffeln hat. Auch hier kannst du wieder ein wenig für das Mittagessen beiseitestellen und den Rest in einer Eiswürfelform einfrieren.

Schweinefilet an Kürbismus

Sehr delikat und sehr nahrhaft und eine Kombination, die dein kleiner Feinschmecker lieben wird.

Zubereitungszeit 20 Minuten
Schwierigkeitsgrad leicht

Zutaten

200 g Speisekürbisfleisch
100 g Schweinefilet

Zubereitung

Koche als erstes das Schweinefilet gar. Achte auch hier wieder darauf, dass das Fleisch komplett durchgekocht ist und keine rohen Stellen mehr hat. Schäle und schneide anschließend den Kürbis. Koche den Kürbis gar und gieße ihn anschließend ab. Gib nun alles zusammen in einen Topf und püriere es gut zu einem Brei. Eventuell musst du noch ein wenig abgekochtes Wasser hinzugeben, damit der Brei die passende Konsistenz zum Löffeln hat. Auch hier kannst du wieder ein wenig für das Mittagessen beiseitestellen und den Rest in einer Eiswürfelform einfrieren.

Möhren-Kürbis-Brei mit Huhn

Eine himmlische Kombination! Möhren und Kürbis ergänzen sich hervorragend, und das Hühnerfilet ist das Sahnehäubchen oben drauf!

Zubereitungszeit 20 Minuten
Schwierigkeitsgrad leicht

Zutaten

100 g Möhren
100 g Speisekürbischfleisch
100 g Hühnerfilet
1 TL Rapsöl

Zubereitung

Koche als erstes das Hühnerfilet gar. Achte auch hier wieder darauf, dass das Fleisch komplett durchgekocht ist und keine rohen Stellen mehr hat (Salmonellengefahr!). Schäle und schneide anschließend den Kürbis und die Möhren. Koche beides gemeinsam oder getrennt (wie es dir lieber ist) gar und gieße es anschließend ab. Gib nun alles zusammen in einen Topf, füge einen Teelöffel Rapsöl hinzu und püriere es gut zu einem Brei. Eventuell musst du noch ein wenig abgekochtes Wasser hinzugeben, damit der Brei die passende Konsistenz zum Löffeln hat. auch hier kannst du wieder ein wenig für das Mittagessen beiseitestellen und den Rest in einer Eiswürfelform einfrieren.

Gurken-Zucchini mit Möhren

Hört sich komisch an? Nun, das dachte ich auch, als ich es das erste Mal gekocht habe. Es kam bei meinem Baby aber hervorragend an. Und schließlich soll es ja dem Nachwuchs schmecken und nicht mir!

Zubereitungszeit 20 Minuten
Schwierigkeitsgrad leicht

Zutaten

100 g Möhren
100 g Zucchini
100 g Gurken
1 TL Rapsöl

Zubereitung

Schäle die Möhren und schneide sie in kleine Stücke – das verringert die Kochzeit. Verfahre ebenso mit den Zucchini und den Gurken. Nun kochst du alles in einem Topf gar. Lasse die Gurken, Zucchini und Möhren lieber eine Minute länger kochen, dass sie schön weich sind. Nun kannst du sie abgießen und einen Teelöffel Rapsöl mit an die Gurken, Zucchini und Möhren geben. Manche Vitamine in den Möhren sind nur fettlöslich und können von dem Körper daher nur mithilfe von Öl oder anderen Fetten aufgenommen werden. Du pürierst die Zutaten im Anschluss und gibst eventuell noch etwas abgekochtes Wasser hinzu, bis der Möhren-Kartoffelbrei die passende Konsistenz hat. Du kannst nun ein wenig für das Mittagessen beiseitestellen und den Rest in einer Eiswürfelform einfrieren.

Apfelmus

Der Klassiker, den auch Erwachsene lieben! Unser Nachwuchs steht auch total auf den leckeren Obstbrei!

Zubereitungszeit 60 Minuten
Schwierigkeitsgrad leicht

Zutaten

8 - 10 Äpfel

Zubereitung

Schäle und entkerne die Äpfel. Schneide sie anschließend in kleine Stücke und gib sie in einen Topf. Füge noch eine Tasse Wasser hinzu, stelle aber noch mehr Wasser bereit, denn es kann sein, dass du zwischendurch immer mal wieder etwas Wasser nachfüllen musst. Nun kochst du alles für knapp 60 Minuten ein. Das Apfelmus muss nicht sprudelnd kochen, sondern nur köcheln. Schaue immer mal wieder nach, ob du eventuell noch Wasser nachgießen musst und rühre in regelmäßigen Abständen das Apfelmus um. Du kannst nach der Kochzeit entweder das Apfelmus pürieren oder einmal kräftig rühren, sodass keine Stückchen mehr vorhanden sind.

Auch hier kannst du wieder ein wenig beiseitestellen und den Rest mithilfe einer Eiswürfelform einfrieren. Auch kannst du das Apfelmus in kleine Gläschen abfüllen, verschrauben und für 10 Minuten auf den Kopf stellen. Anschließend drehst du das Gläschen wieder um. Während das Mus abkühlt, wirst du irgendwann einen Plopp hören. Das ist der Deckel des Gläschens und ein sicheres Zeichen dafür, dass wirklich alles gut eingekocht und versiegelt ist. Trotzdem solltest du vor dem Füttern das gewünschte Gläschen einmal probieren. Die Gläschen lassen sich lichtgeschützt und kühl lagernd bis zu einem Jahr aufbewahren!

Birnenmus

Was mit Äpfeln klappt, klappt auch mit Birnen! Das Tolle? Birnen sind unglaublich lecker und wie Äpfel eine heimische Frucht! Anders als es bei Äpfeln der Fall ist, lässt sich das Birnenmus in der Hälfte der Zeit kochen. Das liegt daran, dass die Birnen das weichere Fruchtfleisch haben und sich schneller zu Mus verarbeiten lassen.

Zubereitungszeit 30 Minuten
Schwierigkeitsgrad leicht

Zutaten

12 - 15 Birnen

Zubereitung

Schäle und entkerne die Birnen. Schneide sie anschließend in kleine Stücke und gib sie in einen Topf. Füge noch eine Tasse Wasser hinzu, stelle aber noch mehr Wasser bereit, denn es kann sein, dass du zwischendurch immer mal wieder etwas Wasser nachfüllen musst. Nun kochst du alles für knapp 30 Minuten ein. Das Birnenmus muss nicht sprudelnd kochen, sondern nur köcheln. Schaue immer mal wieder nach, ob du eventuell noch Wasser nachgießen musst und rühre in regelmäßigen Abständen das Birnenmus um. Du kannst nach der Kochzeit entweder das Birnenmus pürieren oder einmal kräftig rühren, sodass keine Stückchen mehr vorhanden sind.

Auch hier kannst du wieder ein wenig beiseitestellen und den Rest mithilfe einer Eiswürfelform einfrieren. Auch kannst du das Birnenmus in kleine Gläschen abfüllen, verschrauben und für 10 Minuten auf den Kopf stellen. Anschließend drehst du das Gläschen wieder um. Während das Mus abkühlt, wirst du irgendwann einen Plopp hören. Das ist der Deckel des Gläschens und ein sicheres Zeichen dafür, dass wirklich alles gut eingekocht und versiegelt ist. Trotzdem solltest du vor dem Füttern das gewünschte Gläschen einmal probieren. Die Gläschen lassen sich lichtgeschützt und kühl lagernd bis zu einem Jahr aufbewahren!

Banane mit Pflaume

Heimische Frucht trifft auf Südseefeeling. Babys lieben diese Geschmacksexplosion!

Zubereitungszeit 50 Minuten
Schwierigkeitsgrad leicht

Zutaten

200 g Pflaumen, entsteint (nur frische Pflaumen verwenden)
1 - 2 Bananen

Zubereitung

Entsteine die Pflaumen und gib sie in einen Kochtopf. Füge eine Tasse Wasser hinzu, stelle aber auch hier wieder mehr Wasser bereit zum Aufgießen. Koche die Pflaumen für 40 - 50 Minuten ein. Die Pflaumen müssen nicht sprudelnd kochen. Es reicht völlig, wenn sie leicht vor sich hin köcheln.

Schaue immer mal wieder nach, ob du eventuell noch Wasser nachgießen musst und rühre in regelmäßigen Abständen die Pflaumen um. Nach 30 Minuten der Gesamtkochzeit kannst du die Banane(n) hinzugeben und mitköcheln lassen. Ist alles eingekocht, dann pürierst du die Bananen-Pflaumen zu einem glatten Brei. Füge eventuell noch etwas abgekochtes Wasser hinzu, wenn du das Gefühl hast, dass die Konsistenz nicht stimmig ist.

Auch hier kannst du wieder ein wenig beiseitestellen und den Rest mithilfe einer Eiswürfelform einfrieren. Auch kannst du den Pflaumen-Birnen-Brei in kleine Gläschen abfüllen, verschrauben und für 10 Minuten auf den Kopf stellen. Anschließend drehst du das Gläschen wieder um. Während das Mus abkühlt, wirst du irgendwann einen Plopp hören. Das ist der Deckel des Gläschens und ein sicheres Zeichen dafür, dass wirklich alles gut eingekocht und versiegelt ist. Trotzdem solltest du vor dem Füttern das gewünschte Gläschen einmal probieren. Die Gläschen lassen sich lichtgeschützt und kühl lagernd bis zu einem Jahr aufbewahren!

Heidelbeeren mit Birne

Wieder eine Kombination, welche die Geschmacksnerven in ungeahnte Gefilde katapultiert. Dein Baby wird diesen köstlichen Brei lieben!

Zubereitungszeit 30 Minuten
Schwierigkeitsgrad leicht

Zutaten

12 Birnen
100 g frische Heidelbeeren

Zubereitung

Schäle und entkerne die Birnen. Schneide sie anschließend in kleine Stücke und gib sie in einen Topf. Füge noch eine Tasse Wasser hinzu, stelle aber noch mehr Wasser bereit, denn es kann sein, dass du zwischendurch immer mal wieder etwas Wasser nachfüllen musst. Nun kochst du alles für knapp 30 Minuten ein. Die Birnen müssen nicht sprudelnd kochen, sondern nur köcheln. Schaue immer mal wieder nach, ob du eventuell noch Wasser nachgießen musst und rühre in regelmäßigen Abständen die Birnen um. Nach 20 Minuten der Kochzeit fügst du die zuvor gewaschenen Heidelbeeren hinzu und kochst alles zusammen weiter. Ist alles eingekocht, pürierst du den Brei glatt, sodass keine Stückchen mehr vorhanden sind.

Auch hier kannst du wieder ein wenig beiseitestellen und den Rest mithilfe einer Eiswürfelform einfrieren. Auch kannst du den Heidelbeer-Birnen-Brei in kleine Gläschen abfüllen, verschrauben und für 10 Minuten auf den Kopf stellen. Anschließend drehst du das Gläschen wieder um. Während das Mus abkühlt, wirst du irgendwann einen Plopp hören. Das ist der Deckel des Gläschens und ein sicheres Zeichen dafür, dass wirklich alles gut eingekocht und versiegelt ist. Trotzdem solltest du vor dem Füttern das gewünschte Gläschen einmal probieren. Die Gläschen lassen sich lichtgeschützt und kühl lagernd bis zu einem Jahr aufbewahren!

Apfel-Möhren-Brei

Huch? Kein warmes Mittagessen, aber auch kein reiner Fruchtbrei? Genau! Wobei dieses für mich eher in die Gattung Fruchtbrei mit einem besonderen Bonus gehört. Trotzdem kannst du diesen Brei deinem Baby als warmes Mittagessen oder als kalten Fruchtbrei reichen.

Zubereitungszeit 60 Minuten
Schwierigkeitsgrad leicht

Zutaten

6 Äpfel
100 g Möhren
1 TL Rapsöl

Zubereitung

Schäle und entkerne die Äpfel. Schneide sie anschließend in kleine Stückchen und gib sie in einen Topf. Füge eine Tasse Wasser hinzu und lasse alles für 30 Minuten köcheln. Schäle und schneide in der Zwischenzeit die Möhren und gib sie nach 30 Minuten der Kochzeit der Äpfel mit in den Topf. Lasse alles noch für weitere 30 Minuten köcheln. Rühre alles regelmäßig um und gib bei Bedarf etwas Wasser mit in den Topf. Nach insgesamt 60 Minuten ist der Brei fertig gekocht, und du gibst einen TL Rapsöl mit in das Mus. Anschließend pürierst du alles zu einem glatten Brei.

Nun kannst du wieder ein wenig beiseitestellen und den Rest mithilfe einer Eiswürfelform einfrieren. Auch kannst du den Brei in kleine Gläschen abfüllen, verschrauben und für 10 Minuten auf den Kopf stellen. Anschließend drehst du das Gläschen wieder um. Während das Mus abkühlt, wirst du irgendwann einen Plopp hören. Das ist der Deckel des Gläschens und ein sicheres Zeichen dafür, dass wirklich alles gut eingekocht und versiegelt ist. Trotzdem solltest du vor dem Füttern das gewünschte Gläschen einmal probieren. Die Gläschen lassen sich lichtgeschützt und kühl lagernd bis zu einem Jahr aufbewahren!

4.1 Deine Kreationen

Natürlich bist du nicht an meine Vorschläge gebunden. Du kannst dich auch frei entfalten und andere mögliche Kombinationen entwickeln. Lasse deinem kulinarischen Drang freien Lauf und probiere einfach aus, was deinem Schatz schmeckt.

Sicherlich wirst du auch schnell herausfinden, welche Obst-, Gemüse- und Fleischsorten dein Baby besonders gerne mag. Hier kannst du natürlich Schwerpunkte setzen und diese Sorten einmal mehr mit in euren Menüplan einbauen. Scheue dich auch nicht davor, Gemüse, Obst und Fleisch gleichermaßen zu kombinieren. Selbst wenn du manche Kombinationen niemals essen würdest, kann es passieren, dass genau diese Kreationen deinem Schatz vielleicht besonders gut schmecken - und das ist ja letzten Endes das Wichtigste!

Damit du in diesem Buch jetzt nicht immer hin und her springen musst, habe ich dir noch einmal alle Obst-, Gemüse- und Fleischsorten aufgelistet, die dein Baby nach dem vierten Monat zu sich nehmen darf. So hast du es einfacher, deiner eigenen Fantasie freien Lauf zu lassen!

Obst	Gemüse	Fleisch
Apfel	Kartoffeln	Hühnerfilet
Banane	Süßkartoffeln	Rinderfilet
Birnen	Gurke	Schweinefilet
Avocado	Pastinake	Lammfilet
Heidelbeeren	Kürbis	
Pflaumen	Möhren	
	Zucchini	

5. Rezepte ab dem 6. Lebensmonat

So, nun wird es bunt auf Babys Teller. Mit dem Erreichen des 6. Monats wird die Palette der erlaubten Nahrungsmittel nun stetig erweitert. Ab sofort stehen Fisch und Getreide mit auf dem Speiseplan. Ebenfalls wird das Repertoire an erlaubten Obst- und Gemüsesorten nun aufgestockt.

Die Muttermilch oder das Fläschchen sind nach wie vor die Hauptnahrungsquelle deines Lieblings. Aber vielleicht ist dein Schatz nun soweit, dass die Mittagsmahlzeit gänzlich durch Beikost ersetzt wird. Dann solltest du deinem Schatz unbedingt stilles (Leitungs)Wasser oder ungesüßten Tee reichen. Ist die Mittagsmahlzeit durch Beikost ersetzt, so kannst du abends gerne die ersten Getreidebreie einfließen lassen. Sie sind wohltuend und gut sättigend, sodass dein Baby viele Nährstoffe verarbeiten kann und gut gestärkt in den neuen Tag durchstartet. Vorräte, die du zuvor gekocht und eingelagert hast, musst du aber nun nicht verwerfen. Du kannst sie sehr gut weiterhin verfüttern und mit den neuen Rezepten erweitern. Sicherlich wird die Portionsgröße mittlerweile gestiegen sein, sodass sich das Einfrieren in der Eiswürfelform kaum noch lohnt. Nun kannst du die Technik mit dem Gefrierbeutel und den Einkerbungen ausprobieren. Nach wie vor eignet sich das Einfrieren für „warme" Mahlzeiten. Fruchtbreie kannst du weiterhin einfrieren oder einkochen. Da nun auch Getreidebreie mit in die Auswahl des Menüplans kommen, kannst du Fruchtbreie sehr gut weiterhin in der Eiswürfelform einfrieren und benutzen, um diesen Fruchtbrei beispielsweise über den Getreidebrei zu geben. Die bereits angesprochene gewachsene Portionsgröße, die dein Baby nun zu sich nimmt, solltest du trotzdem nicht grenzenlos überschreiten. Dein Schatz kennt mittlerweile das Gefühl satt zu sein. Überschreite nicht diese Grenze. Du trägst nur dazu bei, dass dein Kind langfristig Übergewicht entwickeln wird – bei allen guten Absichten, die dahinterstecken mögen. Satt ist satt, und dann ist auch gut. So lernt dein Baby ebenfalls Grenzen kennen. Aber ehe wir hier in weitere Vorreden verfallen, schauen wir uns doch die neuen Rezepte an. Viel Freude damit, ein gutes Gelingen und einen guten Appetit.

Hühnchen an Mais-Reis

Nun wird es bunt auf dem Teller, und abhängig davon, wie weit dein Baby mit dem Verzehr der Beikost ist, musst du den Brei gar nicht mehr allzu glatt pürieren. Kleine, weiche Stückchen sind nun erlaubt und erwünscht. Dein Baby wird diese mit der Zunge am Gaumen zerdrücken. Ein weiterer Meilenstein ist geschafft!

Zubereitungszeit 20 Minuten
Schwierigkeitsgrad leicht

Zutaten

100 g Reis
80 g Hühnerbrustfilet
2 - 3 EL Maiskörner

Zubereitung

Koche die Hähnchenbrust wieder, bis sie komplett durchgegart ist. Auch hier dürfen wieder keine rohen Stellen sein aufgrund der Salmonellengefahr. Koche inzwischen den Kochbeutelreis nach Packungsanleitung. Kochbeutelreis ist weicher als anderer Reis und somit einfacher für dein Baby zu zerdrücken. Koche nun die Maiskörner kurz ab und gib sie zu dem gekochten Reis und der gekochten Hühnerbrust. Püriere alles so, dass es ein Brei mit ein paar kleinen Stückchen ergibt. Füge eventuell noch etwas abgekochtes Wasser hinzu, bis der Brei eine gute Konsistenz zum Löffeln hat.

Nun kannst du wieder die gewünschte Portion beiseitestellen und den Rest entweder mit der genannten Gefrierbeutelmethode oder in kleinen Plastikdöschen einfrieren.

Kartoffelbrei mit Hackfleisch und Möhren

Das ist ja fast schon ein Klassiker für uns Erwachsene. Zugegeben, wir formen aus dem Hackfleisch meist Frikadellen, aber auf die Formen kommt es bei deinem Schatz nun wirklich noch nicht an. Trotzdem bin ich sehr überzeugt davon, dass dein Schatz das Essen lieben wird.

Zubereitungszeit 20 Minuten
Schwierigkeitsgrad leicht

Zutaten

100 g Kartoffeln
80 g Möhren
100 g Hackfleisch
etwas Vollmilch (3,5 %) für den Kartoffelbrei

Zubereitung

Schäle und schneide die Kartoffeln und Möhren, wie du es bereits gewohnt bist. Koche anschließend beides in einem Topf gar. In der Zwischenzeit kannst du das Hackfleisch schonend anbraten. Achte aber darauf, dass du kein zusätzliches Fett mit in die Pfanne gibst. Solltest du das Gefühl haben, dass dir das Hackfleisch zu scharf anbrät, dann gib einfach ein wenig Wasser hinzu. So bekommst du das Hackfleisch gar, aber nicht scharf angebraten.

Ist alles gekocht, gibst du alle Zutaten wieder in einen Topf und gibst 1 - 2 EL der Vollmilch (3,5 %) hinzu. Anschließend kannst du alles wieder pürieren. Achte aber wieder darauf, dass kleine, weiche Stückchen im Brei bleiben, sodass du dein Baby ein wenig während des Essens beschäftigst.

Auch hier kannst du wieder die gewünschte Portion beiseitestellen und den Rest entweder mit der genannten Gefrierbeutelmethode oder in kleinen Plastikdöschen einfrieren.

Fisch mit Nudeln und Spinat

Babys erster Fisch! Manche Babys lieben Fisch, andere mögen ihn absolut nicht. So oder so, du musst es einfach ausprobieren. Dann wirst du sehen, ob es deinem Kind schmeckt oder nicht. Übrigens: Spinat ist nun erlaubt und sehr gesund. Verwende aber vorzugsweise frischen Blattspinat, der keine Zusätze enthält. Tiefgefrorener Blattspinat ohne Zusätze ist ebenfalls einwandfrei!

Zubereitungszeit 20 Minuten
Schwierigkeitsgrad leicht

Zutaten

50g kleine Nudeln
100 g Fisch (zum Beispiel Seelachsfilet)
100 g Blattspinat

Zubereitung

Dünste den Fisch, bis er gar ist. Koche in der Zwischenzeit die Nudeln und den Spinat. Verwendest du frischen Blattspinat, dann solltest du ihn vorher unbedingt einmal waschen, da sich Sand und Erde zwischen den Blättern verstecken. Ist alles gar gekocht, fügst du wieder alle Zutaten zusammen und pürierst sie, sodass ein Brei mit kleinen weichen Stückchen entsteht.

Auch hier kannst du wieder die gewünschte Portion beiseitestellen und den Rest entweder mit der genannten Gefrierbeutelmethode oder in kleinen Plastikdöschen einfrieren.

Denkbar einfach, nicht? Übrigens: Du kannst auch einfach etwas mehr davon kochen und dann selbst davon essen. Es versteht sich von alleine, dass du dein Essen natürlich erst auf deinem Teller nachwürzt!

Babys erste Bolognese

Jetzt wird dein Baby zu einem italienischen Gourmet. Denn nun verrate ich dir ein Rezept für eine Pasta Bolognese, die nicht nur deinem Baby, sondern auch Mama und Papa schmecken wird (auch wenn Mama und Papa das Essen auf ihrem Teller wieder nachwürzen müssen).

Zubereitungszeit 20 Minuten
Schwierigkeitsgrad leicht

Zutaten

3 EL kleine Nudeln
1 Möhre
2 EL kleingeschnittener Sellerie)
4 EL passierte Tomaten
eine Scheibe magerer Kochschinken oder 50 g Hackfleisch (schonend angebraten)

Zubereitung

Den Sellerie und die Möhre schälen und in kleine Stücke schneiden. Anschließend kann das Gemüse gemeinsam gargekocht werden. Koche als nächstes die Nudeln, bis sie weich sind. Als nächstes kommt es darauf an, ob du dich für Schinken oder Hackfleisch entscheidest. Wenn du Hackfleisch bevorzugst, brate dieses schonend an. Wählst du den Schinken, schneide ihn in kleine Scheiben. Ist das Gemüse gar, dann gießt du es ab und gibst den Schinken beziehungsweise das Hackfleisch mit hinzu. Lasse alles noch einmal aufkochen, und gib dann die Nudeln in die Soße. Nun verfährst du wieder so, wie du es bereits kennst: Püriere alles zu einem Brei mit kleinen, weichen Stückchen darin.

Täglich grüßt das Murmeltier: Auch hier kannst du wieder die gewünschte Portion beiseitestellen und den Rest entweder mit der genannten Gefrierbeutelmethode oder in kleinen Plastikdöschen einfrieren.

Gemüse-Allerlei

Als nächstes möchte ich dir gerne dieses wundervolle, vielseitige Rezept vorstellen. Lecker und gesund. Falls du gerne etwas Fleisch oder Fisch hinzufügen möchtest, ist das natürlich möglich. Gare dazu einfach 80 g Fisch oder Fleisch deiner Wahl. Ich stelle dir das Rezept aber nun ohne Fleisch vor.

Zubereitungszeit 20 Minuten
Schwierigkeitsgrad leicht

Zutaten

50 g Möhren
50 g Kürbis
50 g Kartoffeln
4 EL TK Erbsen
50 g Zucchini
50 ml Vollmilch (3,5 %)
2 TL Rapsöl

Zubereitung

Schäle und schneide die Möhren, den Kürbis, die Kartoffeln und die Zucchini. Gib das Gemüse in einen Topf, füge etwas Wasser hinzu und lasse alles für 10 Minuten köcheln. Nun gibst du die Erbsen mit in den Topf und lässt alles einmal kurz durchkochen. Ist das Gemüse durchgegart, so kannst du das Wasser abgießen und das Öl sowie die Milch hinzugeben und alles pürieren. Auch hier weißt du sicher wieder Bescheid, ich sage es aber trotzdem noch einmal: Lasse ein paar kleine, weiche Stücke in dem Brei zurück.

Auch den nächsten Schritt kennst du bereits auswendig: Du kannst wieder die gewünschte Portion beiseitestellen und den Rest entweder mit der genannten Gefrierbeutelmethode oder in kleinen Plastikdöschen einfrieren.

Der schnelle Avocado-Bananen-Brei

Dieses Rezept kannst du in Rekordzeit zubereiten. Du musst weder etwas einkochen noch garen. Denkbar einfach und innerhalb von 5 Minuten zubereitet, ist dieses Rezept aus 2 Zutaten ein leckerer Snack für das Baby, Mama und Papa.

Zubereitungszeit 5 Minuten
Schwierigkeitsgrad leicht

Zutaten

1 reife Avocado
2 Bananen

Zubereitung

Schneide die Avocado mittig auf und kratze das Fruchtfleisch mithilfe eines Löffels heraus. Nun schäle zwei Bananen und zerdrücke diese gemeinsam mit der Avocado zu einem Brei. Ob du es glaubst oder nicht, aber das war schon das ganze Geheimnis hinter diesem gesunden, nahrhaften Brei! Natürlich ist dieses Rezept etwas viel für eine Portion. Du kannst aber auch hier wieder die Reste einfrieren und im Kühlfach bis zum nächsten Gebrauch lagern.

Dinkelbrei mit Banane

Nun kommt der erste Getreidebrei deines Babys ins Spiel. Dinkel ist besonders bekömmlich und magenfreundlich. Zudem ist Dinkel sehr gesund. Dieses Rezept ergibt genau eine Portion. Leider lässt sich dieser leckere Brei nicht gut einfrieren und auch nicht in Gläschen einkochen. Daher solltest du ihn immer frisch zubereiten.

Zubereitungszeit 15 Minuten
Schwierigkeitsgrad leicht

Zutaten

20 g Dinkelflocken
100 g Bananen
5 g Butter
90 ml Vollmilch (3,5 %)

Zubereitung

Du kochst die Dinkelflocken mit 90 ml Vollmilch (3,5 %) auf und lässt das Ganze knapp 2 Minuten leicht köcheln. Dann schälst du die Banane(n) und gibst sie durchgebrochen in den Dinkelbrei. Nun nur noch das kleine Flöckchen Butter hinzugeben und alles einmal grob pürieren. Natürlich solltest du den Brei abkühlen lassen, ehe dein Schatz ihn zu sich nimmt. Ein guter Tipp, um festzustellen, ob der Brei passend ist: Rühre den Brei einmal um und gib ein wenig auf einen Löffel. Führe den Löffel zu deinen Lippen. Fühlt es sich nur noch angenehm lauwarm an, kann dein Liebling den Brei bedenkenlos essen.

Reisflockenbrei mit Birne-Vanille

Wieder ein neuer, bekömmlicher und wunderbar sättigender Brei für deinen Liebling. Dieser Brei lässt sich wieder gut auf Vorrat kochen, ohne dass er verkommt. Insgesamt bekommst du aus diesem Rezept 5 Portion Reisflockenbrei. Zudem ist der Brei wahnsinnig einfach und schnell in der Herstellung.

Zubereitungszeit 15 Minuten
Schwierigkeitsgrad leicht

Zutaten

800 ml Vollmilch (3,5 %)
80 g Reisflocken
100 g Birnen
Mark einer Vanilleschote

Zubereitung

Koche zunächst die Milch auf. Nimm dann den Topf vom Herd und gib die Reisflocken zu der Milch, rühre alles einmal um und lasse es gut quellen. In der Zwischenzeit kannst du die Birnen schälen, das Gehäuse entfernen und grob klein schneiden. Grob einmal pürieren, damit ein Mus mit kleinen, feinen Stückchen entsteht. Die Vanilleschote der Länge nach aufschneiden, das Mark mithilfe eines Messers herauskratzen und zu dem Birnenmus geben. Das Birnen-Vanille-Mus kannst du nun unter den Reisflockenbrei rühren und in 5 Portionen aufteilen. 4 Portionen kannst du einfrieren, und eine Portion kannst du deinem Schatz füttern.

Apfel-Pfirsich-Brei

Nun darf dein Baby endlich auch Pfirsich zu sich nehmen. Dieser Brei eignet sich sehr gut als Fruchtsoße für diverse Getreidebreie, aber auch später wird dein Baby ihn über Joghurt lieben. Der intensive, samtige Geschmack des Pfirsichs ist einfach unschlagbar! Das wird auch dein Schatz finden.

Zubereitungszeit 30 Minuten
Schwierigkeitsgrad leicht

Zutaten

6 Pfirsiche
2 Äpfel
etwas Wasser
1 TL Rapsöl

Zubereitung

Lege zunächst die Pfirsiche in eine Schüssel und koche Wasser mit dem Wasserkocher auf. Übergieße die Pfirsiche mit dem kochenden Wasser und lasse sie einen Augenblick so ruhen. In der Zwischenzeit schälst und entkernst du die Äpfel. Schneide sie in kleine Stücke und gib sie in einen Topf mit etwas Wasser. Koche das Ganze auf und lasse es gute 20 Minuten köcheln. Während die Äpfel vor sich hin köcheln, widmest du dich wieder dem Pfirsich. Löse nun vorsichtig die Schale vom Pfirsich und schneide ihn in Stücke. Achtung: Kern entfernen. Gib die Pfirsichstückchen zu den Äpfeln in den Topf und koche sie kurz mit. Denke dran, immer mal etwas Wasser zu den Apfel-Pfirsichen zu geben. Den Topf von der Flamme nehmen, Öl hinzugeben und alles einmal durchpürieren. Nun kannst du die gewünschte Menge für den direkten Verzehr beiseitestellen. Den Rest kannst du entweder in Gläschen abfüllen und wie gehabt konservieren, oder du gibst den Brei wieder in die Eiswürfelform und frierst ihn ein. So hast du immer eine Fruchtsoße zur Hand, wenn du mal eine brauchst und das sogar in der passenden Portion!

Mango-Brei

Auch dieser Brei ist eine wahre Geschmacksexplosion. Dieser Brei eignet sich sehr gut als Fruchtsoße für diverse Getreidebreie, aber auch später wird dein Baby ihn über Joghurt lieben. Mangos sind besonders sanfte, leckere, vollmundige Früchte, die bei deinem Baby sicherlich sehr gut ankommen werden.

Zubereitungszeit 5 Minuten
Schwierigkeitsgrad leicht

Zutaten

2 große Mangos
1 TL Rapsöl

Zubereitung

Schäle und entsteine die Mangos als erstes. Nun gibst du die Mangostücke in ein hohes Rührgefäß. Gib ein wenig Wasser und einen Teelöffel Öl hinzu und püriere alles zu einem Fruchtbrei. Dieser kann nun direkt verfüttert werden. Oder aber du frierst ihn ein und verwendest ihn als Soße für diverse Getreidebreie oder später auch für Joghurt. Die Abfüllung in Gläschen kommt allerdings dieses Mal nicht in Frage, da der Brei nicht gekocht wurde und die Konservierung nur mittels Kochens funktioniert.

Babys erstes Brot

Na, wie schaut's aus? Endlich mal ein Babybrötchen für dein kleines? Das Rezept ist zwar recht zeitintensiv, dafür bekommst du aber einige Brötchen zusammen, die du gut einfrieren kannst. Besonders toll ist das, wenn du gerade unterwegs bist mit deinem Schatz. Schnell ein Brötchen eingepackt und der Ausflug ist gerettet!

Zubereitungszeit 90 Minuten
Schwierigkeitsgrad leicht

Zutaten

200 ml Möhrensaft
450 g Dinkelmehl Typ 630
1 Päckchen Trockenhefe, oder ein Würfel frische Hefe
1 EL Rapsöl

Zubereitung

Das Mehl in eine Schüssel geben und die Trockenhefe unterrühren. Möhrensaft in der Mikrowelle erwärmen, sodass er gut warm, aber nicht heiß ist. Wenn du frische Hefe verwendest, dann rühre diese direkt in den warmen Möhrensaft ein. Nun gibst du den Möhrensaft und das Öl zu dem Mehl und knetest den Teig mit den Knethaken und dem Mixer für gut fünf Minuten zu einem glatten Teig. Lasse diesen nun für 45 Minuten bei Zimmertemperatur ruhen. Der Teig wird sich in der Zwischenzeit deutlich vergrößern. Knete ihn nach der Ruhezeit noch einmal durch und heize den Backofen auf 170°C Ober-/Unterhitze vor. Forme nun aus dem Teig Brötchen in der Größe deiner Wahl. Lege sie auf ein mit Backpapier ausgelegtes Backblech und gib sie für 15 Minuten zum Backen in den Ofen. Lasse sie auskühlen, ehe dein Schatz sie bekommt. So verbrennt sich dein Baby nicht an den heißen Brötchen.

Kekse für die Kleinen

Nicht nur wir Erwachsene mutieren gerne mal zur Naschkatze. Auch Babys lieben Kekse. Doch die im Supermarkt erhältlichen Kekse sind meist allesamt mit Inhaltsstoffen versehen, die man nicht in Babys Körper wissen möchte. Ja, auch Babykekse gehören dazu. Schau dir dazu einfach mal die Inhaltsstoffe an. Du wirst vom Glauben abfallen, wie viel Zucker dort beispielsweise drin steckt! Nein! Selbst hergestellte, gesunde Kekse müssen her. Darum möchte ich dir dieses geniale Rezept vorstellen!

Zubereitungszeit 40 Minuten
Schwierigkeitsgrad leicht

Zutaten

1 kleine Banane
200 g Dinkelmehl Typ 630
100 g Butter

Zubereitung

Es ist denkbar einfach: Du gibst alle Zutaten in eine Schüssel und knetest aus ihnen einen glatten Keksteig. Nun kannst du den Teig auf einer bemehlten Arbeitsfläche ausrollen und mithilfe von Ausstechförmchen verschiedene Kekse ausstechen. Die gibst du dann auf ein mit Backpapier ausgelegtes Backblech, das du anschließend in den auf 200°C Ober-/Unterhitze vorgeheizten Backofen schiebst. Die Backzeit beträgt nur 15 Minuten. Das war schon das ganze Geheimnis. Die Kekse schmecken nicht nur dem Nachwuchs gut! Auch Mama und Papa können ohne schlechtes Gewissen zulangen und genießen.

5.1 Diverse Getreidebreie

Hier möchte ich dir abschließend zu den Rezepten ab dem 6. Monat noch einige Variationen für Getreidebreie mit auf den Weg geben. Die Breie sind jeweils das Grundrezept, und du kannst sie nach Belieben mit verschiedenen Fruchtbreien kombinieren.

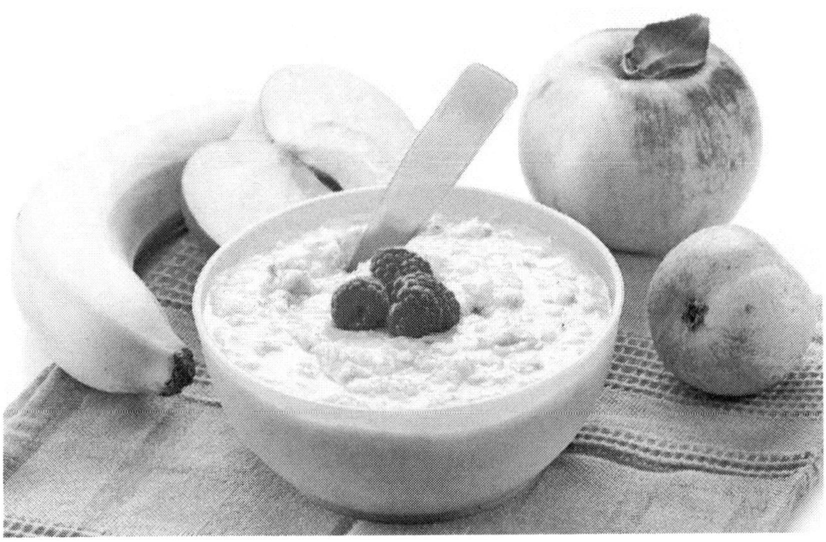

Grießbrei

Dieser Klassiker geht eigentlich immer, und jedes Kind mag ihn. Zudem ist er sehr bekömmlich und gut sättigend.

Zubereitungszeit 20 Minuten
Schwierigkeitsgrad leicht

Zutaten

200 ml Vollmilch (3,5 %)
20g Grieß

Zubereitung

Die Milch in einen Topf geben und zum Kochen bringen. Den Topf von der Herdplatte nehmen, den Grieß einstreuen und gut unterrühren. Nun lässt du den Grieß einfach quellen und kannst ihn dann mit etwas Obstbrei deiner Wahl servieren.

Haferbrei

Ebenfalls ein bekömmlicher und gut sättigender Brei ist der Haferbrei. Die Herstellung ist wieder denkbar einfach, und du kannst ihn nach Belieben mit Obstbrei verfeinern.

Zubereitungszeit 20 Minuten
Schwierigkeitsgrad leicht

Zutaten

200 ml Vollmilch (3,5 %)
20 g Haferflocken

Zubereitung

Die Milch in einen Topf geben und zum Kochen bringen. Den Topf von der Herdplatte nehmen und die Haferflocken einstreuen und gut unterrühren. Nun lässt du den Haferbrei einfach quellen und kannst ihn dann mit etwas Obstbrei deiner Wahl servieren. Haferbrei schmeckt ziemlich neutral. Daher empfiehlt es sich, etwas Obstbrei mit unter den Brei zu rühren.

Dinkelbrei

Dieser Brei schließt sich seinen Vorgängern wieder an. Er ist gut bekömmlich und sättigend. Ebenfalls ist Dinkel sehr magenschonend, weshalb er sich sehr gut als „Einsteigerbrei" eignet.

Zubereitungszeit 20 Minuten
Schwierigkeitsgrad leicht

Zutaten

200 ml Vollmilch (3,5 %)
20g Dinkelflocken

Zubereitung

Die Milch in einen Topf geben und zum Kochen bringen. Den Topf von der Herdplatte nehmen und die Dinkelflocken einstreuen und gut unterrühren. Nun lässt du den Dinkelbrei einfach quellen und kannst ihn dann mit etwas Obstbrei deiner Wahl servieren. Wenn dein Baby Anpassungsprobleme beim Verzehr von Getreideprodukten hat, kann dieser Brei wahre Wunder bewirken.

Zwieback-Brei

Manche kennen diesen Brei noch aus der eigenen Kindheit. Er ist denkbar einfach und schnell in der Zubereitung und dabei so lecker und für empfindliche Baby-Bäuche bestens geeignet. Du solltest aber etwas Obst am Schluss mit unterrühren, sonst dürfte der Brei eher wässrig und fade schmecken.

Zubereitungszeit 10 Minuten
Schwierigkeitsgrad leicht

Zutaten

200 ml heißes Wasser
1 - 2 Scheiben Zwieback

Zubereitung

Gib den Zwieback in eine Schüssel und gieße das heiße Wasser drüber. Benutze aber nicht das gesamte Wasser, sondern zunächst nur die Hälfte. Zerdrücke den Zwiebackbrei und lasse ihn quellen. Nun kannst du – je nach Konsistenz – noch etwas von dem Wasser dazugeben.

Kleiner Tipp: Dieser Brei schmeckt besonders gut mit Bananen und Mangos! Es eignet sich aber auch jedes andere Obst deiner Wahl.

Hirsebrei

Hirse kommt immer mehr in Mode – und das zu Recht! Lange wurde ein großer Bogen um dieses Gereide gemacht, doch nun erstrahlt es wieder im alten Glanz: Bekömmlich, nahrhaft und gut sättigend ist dieser Brei sehr gut für dein Baby.

Zubereitungszeit 10 Minuten
Schwierigkeitsgrad leicht

Zutaten

200 ml Vollmilch (3,5 %)
50 g Hirse

Zubereitung

Gib die Milch in einen Topf und füge die Hirse hinzu. Koche nun alles einmal auf und reduziere die Temperatur der Herdplatte. Lasse den Hirsebrei für weitere 10 Minuten köcheln und anschließend abkühlen. Du kannst den Hirsebrei deinem Baby pur anbieten, aber mit einem Obstbrei schmeckt er natürlich wesentlich besser.

5.2 Du bist dran

Es ist unglaublich, wie die Zeit vergeht! Gerade gestern hieltest du dein kleines Baby in den Armen und kaum hast du gestillt oder das Fläschchen gegeben, nimmt dein Schatz schon Beikost zu sich – ja, sogar mittags kommt dein Liebling nun ganz ohne Milch aus! Wahnsinn! Nicht mehr lange und dein Schatz sitzt mit Mama und Papa am gedeckten Tisch. Doch ein wenig Übung braucht es noch! Dennoch ist dein Schatz nun schon sehr weit! Das hast du sicherlich auch an den Rezepten gesehen, die ich dir in diesem Kapitel vorgestellt habe. Da die vertragenen Nahrungsmittel nun in einer immer größeren Vielzahl auf dem Speiseplan stehen, ist es kaum mehr möglich, alle erlaubten Nahrungsmittel abzudecken. Aus diesem Grund bist du nun einmal mehr gefragt! Kreiere deine eigenen Menüs und schöpfe aus den fast Vollen. Damit du alle Nahrungsmittel, die dein Baby nun essen darf, im Blick hast, habe ich dir wieder eine Übersicht erstellt. Variiere und kombiniere nach Lust, Laune und Geschmack.

Obst	Gemüse	Fleisch / Fisch	Getreide	Gewürze
Apfel	Kartoffeln	Hühnerfilet	Haferflocken	Vanille
Banane	Süßkartoffen	Rinderfilet	Zwieback	
Birnen	Gurke	Schweinefilet	Grieß	
Avocado	Pastinake	Lammfilet	Reis	
Heidelbee	Kürbis	Lachs	Nudeln	
ren	Möhren	Seelachs	Mandelmus	
Pflaumen	Zucchini	Kabeljau	Hirse	
Pfirsich	Blumenkohl	Makrele	Dinkel	
Kirschen	Broccoli	Scholle		
Aprikosen	Mais	Forelle		
Mango	Kohlrabi	(Süßwasser)		
Nektarine	Spinat			
Melone	Rote Beete			

6. Rezepte ab dem 8. Lebensmonat

Die Zeit vergeht wie im Flug. Es ist gerade einmal vier Monate her, da hat dein Schatz zum ersten Mal in seinem jungen Leben Beikost bekommen. Zwei Monate später konntest du die Palette an erlaubten Nahrungsmitteln deutlich ausbauen. Nun gab es Fisch und noch mehr leckeres Obst und Gemüse. Sogar Getreidebreie und das erste Brötchen sowie Kekse waren ein Thema! Hat dein Baby die Menüs genossen?

Nun sind wir schon im 8. Monat und dein Liebling darf nun noch mehr Lebensmittel zu sich nehmen! Abgesehen davon werden die Milchmahlzeiten immer seltener, und dein Schatz braucht nun immer mehr Beikost, um den stetig wachsenden Energiebedarf abzudecken. Denn die Erkundung der Welt und vielleicht sogar die ersten Krabbelversuche, das strengt an und baut Muskeln auf. Die Milch alleine reicht nun bei weitem nicht mehr aus, auch wenn du sie wahrscheinlich immer noch gibst. Was ist also in diesem Abschnitt neu?

Dein Baby darf ab sofort auch frühstücken, wenn es dieses möchte. Hierzu möchte ich dir herrliche Rezepte für Brot und Brötchen mit auf den Weg geben. Zudem gibt es noch ein Rezept für babyfreundliche Marmelade oben drauf. Eintopf, saisonales Obst und Gemüse sowie die ersten Joghurtspeisen sind nun absolut im Trend! Der Pürierstab hat allmählich ausgedient. Sicherlich hat dein Schatz schon mindestens einen Zahn, und die anderen Zähnchen kündigen sich an. Nun wird es Zeit, das Kauen richtig zu trainieren! Lasse dich überraschen, was in diesem Kapitel alles auf dich warten wird!

Die versprochene Marmelade

Lecker! Das erste Frühstück ist etwas Besonderes. Zwar darf dein Baby noch nicht so zulangen, wie wir Erwachsenen das dürfen, doch kannst du deinem Baby Marmelade kochen. Die ist auch gut und lecker für Mama und Papa. Ich habe für dieses Rezept Kirschen gewählt. Du kannst aber auch ein anderes Obst deiner Wahl nehmen.

Zubereitungszeit 40 Minuten
Schwierigkeitsgrad leicht

Zutaten

500 g Kirschen
200 ml Wasser
2 gehäufte TL Speisestärke

Zubereitung

Wasche die Kirschen gründlich ab und entsteine sie. Gib die Kirschen mit dem Wasser in einen Topf und koche alles auf. Lasse es für etwa 30 Minuten richtig einkochen und gib bei Bedarf noch etwas Wasser hinzu. Die Konsistenz sollte etwa der von Apfelmus entsprechen. Gib anschließend die Speisestärke in ein Schälchen und füge 5 EL kaltes Wasser mit dazu. Rühre die Speisestärke mithilfe einer Gabel glatt, sodass keine Klümpchen mehr sichtbar sind. Die Speisestärkemischung wird nun unter die kochende Kirschmasse gerührt. Dabei ist es wichtig, dass du gut umrührst, während du die Speisestärkemischung einlaufen lässt. Du kannst die Kirschmarmelade nun in kleine Gläschen füllen, verschrauben und für 10 Minuten auf den Kopf stellen. Anschließend wendest du die Gläschen. Wenn die Deckel ploppen, weißt du, das alles geklappt. Et voilà: Deine selbstgemachte Babymarmelade ist nun fertig und wartet darauf, zum Frühstück verspeist zu werden.

Milchbrot

Was darf bei einem guten Frühstück nicht fehlen? Natürlich das Brot oder die Brötchen! Zugegeben, Körnerbrot darf dein Schatz noch nicht essen, aber wie sieht es mit einem leckeren Milchbrot aus? Es ist unglaublich einfach, dieses Brot herzustellen, und du weißt genau, was drin ist! Abgesehen davon kannst du das Brot schneiden und einfrieren, so hält es sich lange und dein Schatz hat zusammen mit der selbstgemachten Marmelade ein Frühstück, welches lecker ist und einen guten Start in den neuen Tag garantiert!

Zubereitungszeit 100 Minuten
Schwierigkeitsgrad leicht

Zutaten

250 g Dinkelmehl Typ 630
250 g Dinkel-Vollkornmehl
2 Eier
125 g Butter
270 ml Vollmilch (3,5 %)
1 Würfel frische Hefe oder ein Päckchen Trockenhefe

Zubereitung

Gib beide Mehlsorten in eine Rührschüssel. Benutzt du Trockenhefe, so kannst du sie nun schon unter das Mehl rühren. Erwärme die Milch und schmelze die Butter darin. Verwendest du frische Hefe, so kannst du sie nun in der warmen (nicht mehr heißen) Milch auflösen. Schlage zwei Eier in das Mehl und füge die Milch mit der Butter hinzu. Knete alles für 5 Minuten zu einem glatten Teig mithilfe der Knethaken eines Mixers. Lasse den Teig nun für 45 Minuten an einem zimmerwarmen Ort ruhen, bis sich das Volumen deutlich vergrößert hat.

Heize als nächstes den Backofen auf 170°C Ober-/Unterhitze vor. Fette nun eine Kastenform mit Butter ein und bestäube sie anschließend mit etwas hellem Dinkelmehl. Das solltest du tun, denn sonst kann es passieren, dass dir das Brot trotz Einfetten am Boden festbackt.

Knete den Teig noch einmal kräftig durch und fülle ihn in die vorbereitete Kastenform. Anschließend gibst du das Brot in den Backofen und backst es für knapp 50 - 60 Minuten. Nach der Backzeit stellst du den Backofen aus und öffnest die Ofentür. Lasse das Brot noch für 5 Minuten im Backofen und hole es erst dann heraus. Nun kannst du das Brot aus der Form holen und auskühlen lassen.

Kleiner Tipp: Frisches Brot duftet nicht nur unglaublich lecker, es schmeckt auch sehr gut. Allerdings lässt sich das Brot am nächsten Tag deutlich besser schneiden, und die Kruste ist nicht mehr so kross. Erwachsene finden eine krosse Brotkruste zwar lecker, aber dein Schatz wird diese noch nicht bewältigen können. Darum ist es besser, wenn du das Brot einfach in ein feuchtes Küchentuch einschlägst und es bis zum nächsten Tag ruhen lässt.

Milchreis

Wahnsinn! Nun darf dein Schatz sogar schon Milchreis essen. Das wird Mama und Papas Herzen höher schlagen lassen. Denn nun kochst du nicht nur für dein Baby, sondern für die ganze Familie! Daran kannst du dich auch schon allmählich gewöhnen, denn du wirst zukünftig sehr viele Mahlzeiten mit deinem Schatz gemeinsam einnehmen. Einziger Unterschied: Dein Essen musst du gegebenenfalls nachwürzen, das Essen deines Babys nicht. Aber Milchreis ist immer lecker! Entweder mit Obstbrei oder mit Zucker und Zimt für Mama und Papa!

Zubereitungszeit 20 Minuten
Schwierigkeitsgrad leicht

Zutaten

125 g Milchreis
600 ml Vollmilch (3,5 %)
Mark einer Vanilleschote nach Geschmack und Vorliebe

Zubereitung

Bringe die Milch in einem Topf zum Kochen und rühre dann den Milchreis ein. Möchtest du eine Vanillenote mit in eurem Milchreis haben, dann schneide eine Vanilleschote der Länge nach auf und kratze das Mark mit einem Messer heraus. Gib das Vanillemark anschließend mit in den Topf zum Milchreis. Stelle deinen Herd auf die niedrigste Stufe und lasse den Milchreis ausquellen. Je nach gewünschter Konsistenz kann es sein, dass du einfach noch etwas Milch hinzugeben musst. Da sind die Geschmäcker aber durchaus verschieden. Serviere den Milchreis deinem Baby mit einem von dir gekochten Obstbrei oder mit Obstsoße.

Joghurt mit Himbeer-Erdbeer-Püree

Nun darf dein Liebling auch endlich ein bisschen Vollmilchjoghurt zu sich nehmen. Lecker! Beginne aber langsam damit und steigere die Menge nach und nach. Ich habe meinem Baby damals den Joghurt zunächst mit unter einen Getreidebrei gerührt und den Getreidebrei mit der Zeit immer weniger und den Joghurt immer mehr werden lassen. Dazu gab es immer Obstbrei.

Zubereitungszeit 10 Minuten
Schwierigkeitsgrad leicht

Zutaten

200 g Erdbeeren
100 g Himbeeren
2 - 3 EL Vollmilchjoghurt (3,5%)
einen Getreidebrei deiner Wahl (suche dir ein Rezept aus dem Kapitel davor aus)

Zubereitung

Bereite den Getreidebrei nach Anweisung zu und lasse ihn komplett auskühlen. Wasche die Erdbeeren und Himbeeren und gib sie in ein hohes Rührgefäß. Püriere mithilfe eines Pürierstabs das Obst zu einem Brei.

Ist der Getreidebrei nun abgekühlt? Dann kannst du den Joghurt unter den Getreidebrei rühren und das Erdbeer-Himbeer-Püree darüber verteilen. Das Püree kannst du übrigens auch gut einfrieren. Für eine Portion ist das sowieso reichlich, sodass du gut und gerne 2 - 3 Portionen Obstsoße aus diesem Rezept bekommst.

Schoko-Grießbrei mit Himbeeren

„Süße" Mahlzeiten werden nun schokoladig. Aber nein, keine Angst! Es gibt nach wie vor nur gesundes Essen! Aber Schokolade macht nicht nur Erwachsene glücklich. Auch der Nachwuchs wird es lieben!

Zubereitungszeit 20 Minuten
Schwierigkeitsgrad leicht

Zutaten

200 ml Vollmilch (3,5 %)
2 EL Grieß
1 TL Backkakao
1 Birne
50 g Himbeeren

Zubereitung

Gib die Milch in einen Kochtopf und erhitze diese, bis sie einmal aufkocht. Drehe nun die Flamme auf niedrigste Stufe und rühre den Kakao sowie den Grieß in die Milch. Lasse alles für 5 - 10 Minuten bei minimaler Wärmezufuhr ausquellen. Rühre gelegentlich den Grießbrei um. In der Zwischenzeit kannst du die Fruchtsoße zubereiten. Dazu schälst du die Birne und entkernst diese. Schneide sie klein und gib sie in ein hohes Rührgefäß. Wasche die Himbeeren vorsichtig und gib sie zu den Birnen. Püriere das Obst glatt, sodass es eine leckere Fruchtsoße ergibt. Sollte es zu viel Fruchtsoße für deinen Geschmack sein, so kannst du die überschüssige Soße in einer Eiswürfelform einfrieren und sie wieder herausholen, wenn du sie das nächste Mal benötigst.

Ist der Schoko-Grießbrei nun soweit abgekühlt, dass er nur noch lauwarm ist, so kannst du ihn in ein Schälchen füllen und mit der Fruchtsoße überziehen. Nun ist er bereit, um von deinem Schatz genüsslich verspeist zu werden.

Nudeltopf

Dieses Mal wird es etwas ganz Besonderes! Nun essen Mama und Papa nämlich mit. Zugegeben, Mama und Papa müssen sich das Gericht nachwürzen, aber trotzdem schmeckt es herrlich!

Zubereitungszeit 20 Minuten
Schwierigkeitsgrad leicht

Zutaten

500 g Nudeln (zum Beispiel Fusilli)
500 g Möhren
500 g passierte Tomaten
1 kleine Zucchini
50 ml Rapsöl

Zubereitung

Koche zunächst die Nudeln in ungesalzenem Wasser gar. In der Zwischenzeit putzt und schälst du das Gemüse. Anschließend wird dieses sehr klein geschnitten. Gib die passierten Tomaten in einen Topf, füge das Gemüse hinzu und lasse alles für 10 bis 15 Minuten köcheln. Gieße die Nudeln ab und gib sie zu der Tomatensoße. Ganz zum Schluss rührst du das Öl unter.

Wenn die Nudeln sehr weichgekocht sind und dein Schatz sie schon essen kann, dann musst du die Portion deines Babys nicht mehr pürieren. Ist dein Schatz noch nicht soweit, dann halte einmal kurz den Pürierstab rein und zerkleinere alles grob.

Babys Hühnerfrikassee

Zugegeben, dies ist kein Gericht, was man jeden Tag mal eben schnell kochen könnte. Dafür lässt es sich aber sehr gut portionsweise einfrieren – du kochst es also auf Vorrat – oder Mama und Papa essen auch hier wieder einfach mit!

Zubereitungszeit 120 Minuten
Schwierigkeitsgrad mittel

Zutaten

350 g Hühnerbrust
2 große Möhren (klein gewürfelt)
250 g Sellerie (klein gewürfelt)
2 Stiele Petersilie
1,5 L Wasser
1 Tasse TK Erbsen
5 Champions
3 Stangen Spargel (TK oder frisch)
25g Reisflocken
2 EL Rapsöl

Zubereitung

Du gibst die Hühnerbrust mit den Möhren und dem Sellerie in einen Topf und gießt das Ganze mit Wasser an. Anschließend gibst du die Petersilie mit ganzem Stiel hinzu und lässt alles mindestens 1,5 Std. köcheln, damit eine schmackhafte Brühe für das Frikassee entsteht. Man kann auch Hühnerfond ohne Salz und Geschmacksverstärker verwenden, dann muss aber die Hühnerbrust zuvor gekocht werden. Das spart ein wenig Zeit, fällt aber nicht deutlich ins Gewicht. Die Brühe sollte zum Schluss auf gut 500 ml reduziert sein.

Nun holst du das Fleisch aus dem Wasser und zupfst es in kleine, babymundgerechte Stücke. Die Brühe mit der Petersilie und dem Gemüse gibst du nun in ein hohes Rührgefäß. Die Petersilie kannst du komplett aus der Brühe herausnehmen.

Gib nun das Rapsöl in einen Topf und erhitze dieses. Gehe weiter vor wie bei einer klassischen Mehlschwitze: Gib die Reisflocken hinzu und rühre dabei ständig mit dem Schneebesen alles glatt. Nun gibst du nach und nach die Brühe hinzu, sodass allmählich eine flüssige, cremige Soße entsteht.

Nun gibst du das Fleisch, die Erbsen, die Champions und den Spargel mit in die Soße und lässt alles noch einmal für gute 10 Minuten köcheln. Zum Schluss kannst du optional einen kleinen Spritzer Zitronensaft an das Frikassee geben. Dies musst du aber nicht machen, wenn du dabei kein gutes Gefühl hast. Wichtig ist, dass das Frikassee dann nicht mehr kochen darf, sobald du die Zitrone hinzugefügt hast.

Anschließend alles je nach Vorliebe des Kinds ganz fein oder eher stückig pürieren. Klassischerweise reicht man zu Hühnerfrikassee Reis. Natürlich kannst du dies ebenfalls tun, wenn du magst. Da bereits Reisflocken enthalten sind, benötigst du nicht zwingend eine Beilage.

Babykekse mit Birne

Die süßen Früchte kommen bei deinem Kind sicherlich gut an. Warum nicht einfach Kekse damit backen? Ein idealer Snack für unterwegs oder zwischendurch. Für die Kekse, die nicht nur deinem Baby schmecken werden, reicht alleine die Süße des Fruchtzuckers.

Zubereitungszeit 20 Minuten
Schwierigkeitsgrad leicht

Zutaten

150 g Dinkel-Vollkornmehl
100 g Butter
50 g Birnensaft (Achtung: nur keinen reinen Birnensaft, ohne Zusätze verwenden!)

Zubereitung

Denkbar einfach und beinahe nicht der Rede wert: Gib alle Zutaten in eine Schüssel und knete sie zu einem glatten Teig. Nun heizt du den Backofen auf 160°C Ober- / Unterhitze vor. Den Keksteig gibst du in Klecksen auf ein mit Backpapier ausgelegtes Backblech und schiebst es für 15 Minuten in den Backofen. Das war es schon. Gutes Gelingen!

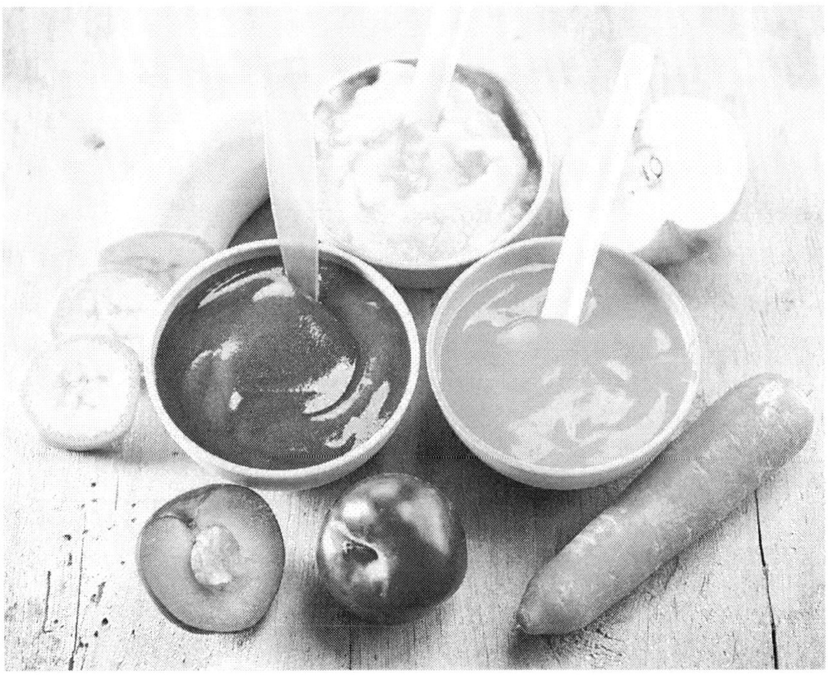

Reibekuchen mal anders

Reibekuchen sind der Klassiker schlechthin! Sie sind lecker und nicht nur Mama und Papa lieben sie. Nun, natürlich wäre es mir möglich, dir hier ein klassisches Reibekuchenrezept zu geben. Doch habe ich noch eine Variante für dich, die für dein Baby bekömmlicher ist, ebenso gut schmeckt und ein geschmackliches Erlebnis für die ganze Familie ist.

Zubereitungszeit 50 Minuten
Schwierigkeitsgrad leicht

Zutaten

500 g TK Erbsen
1 Zwiebel (optional)
2 Knoblauchzehen (optional)
250 g Ricotta
4 gehäufte EL Mehl
2 Eier
etwas Petersilie (optional)
ein Spritzer Zitronensaft (optional)
Rapsöl zum Braten

Zubereitung

Möchtest du die Reibekuchen mit Zwiebeln und Knoblauch zubereiten, so fängt das Rezept hier für dich an. Du musst beides nämlich sehr klein und fein schneiden. Erhitze ein wenig Öl in einer Pfanne und gare die Zwiebeln und den Knoblauch bis zu einer weichen Konsistenz.

Gib nun 350 g Erbsen in eine hohe Rührschüssel, füge optional die Petersilie hinzu. Püriere diesen Teil der Erbsen glatt. Füge nun die Eier, den Ricotta, die restlichen Erbsen sowie die Zwiebeln und den Knoblauch hinzu und rühre alles kräftig um. Je nach Konsistenz musst du noch etwas Mehl hinzugeben, bis alles einen gut löffelbaren Teig ergibt. Erhitze nun erneut das Öl in einer Pfanne und gib kleine Kleckse mithilfe zweier Esslöffel in die Pfanne. Brate die Reibekuchen von beiden Seiten an und serviere sie deinem Schatz warm. Sie dürfen nicht mehr heiß sein.

Ein grober Richtwert für dich: Dieses Rezept reicht für zwei Erwachsene und ein Baby. Du kannst die Reibekuchen aber sehr gut einfrieren, wenn nur dein kleiner Schatz davon essen soll. Kalt schmecken sie übrigens auch sehr gut!

Saisonales Spargel-Mittagessen

Ist gerade Frühling? Na wie passend! Das herrlichste Gemüse, was der Frühling zu bieten hat ist? Na logisch: Spargel natürlich! Und ob du es glaubst oder nicht, dein Kind darf ab dem 8. Monat auch dieses leckere Gemüse essen! Nun gibt es ja nicht viel dazu zu sagen. Der Spargel wird gekocht, und dazu isst man in der Regel Kartoffeln, manche genießen dazu auch etwas Butter und Schinkenwürfel. Denkbar einfach.

Bei deinem Baby solltest du aber mit Schinkelwürfeln vorsichtig sein. Hier besteht die Gefahr, dass sich dein Liebling verschluckt! Du kannst ihm dazu aber gut und gerne Kochschinken reichen. Dein Kind kommt alleine mit Spargel, Kartoffeln, wahlweise etwas Kochschinken und ein wenig zerlassener Butter aus. Für Mama und Papa habe ich aber noch ein besonderes Rezept: selbstgemachte Sauce Hollandaise. Doch die ist wirklich nur für Mama und Papa bestimmt! Das liegt nicht nur an den Gewürzen, sondern auch am Ei! Das Ei in der Soße wird nämlich nicht gekocht, sondern nur erhitzt. Babys und Kleinkinder sollen bis zur Vollendung des mindestens 2. Lebensjahres keine rohen Eier zu sich nehmen! Damit das Mittagessen aber für alle ein Schmaus wird, bekommen Mama und Papa nun das Rezept.

Zubereitungszeit 20 Minuten
Schwierigkeitsgrad leicht

Zutaten

200 g Butter (keine Margarine, oder Ähnliches)
3 Eigelb
3 EL Wasser
1 TL Zucker
1 EL Zitronensaft
½ Becher Schmand
Salz und Pfeffer zum Würzen

Zubereitung

Lasse die Butter in einem Kochtopf schmelzen, bis sie flüssig und heiß ist. In der Zwischenzeit trennst du die Eier und gibst das Eigelb in eine hohe Rührschüssel. Füge nun Salz, Zitronensaft, Zucker und Pfeffer hinzu und schlage das Eigelb mithilfe der Schneebesen und des Handrührgeräts auf, bis es weiß-gelblich ist. Nun gibst du zunächst esslöffelweise die heiße Butter dazu und rührst dabei kräftig um. Dieser Teil ist etwas zeitaufwendiger, aber gehst du nicht gewissenhaft vor, so kann dir die Soße gerinnen. Ist die Butter nun mit der Eimasse vermengt, gibst du einen halben Becher Schmand in die Soße und verrührst diesen. Die Soße kann leider nicht noch einmal erhitzt werden, da sie sonst ebenfalls gerinnt. Das macht aber auch nichts. Sie ist so lecker, da wird nicht viel von übrigbleiben. Kleiner Tipp: Gib etwas frischen Schnittlauch mit hinzu. Es schmeckt himmlisch!

Familiengulasch

Lecker, deftig und sättigend. Kaum jemand mag kein Gulasch! Auch dieses Rezept ist wieder für die ganze Familie geeignet. Du musst lediglich deinem Baby ein wenig vorher beiseitestellen. Aber das dürfte das kleinste Problem sein!

Zubereitungszeit 40 Minuten
Schwierigkeitsgrad leicht

Zutaten

750 g Gulasch (gemischt)
3 EL Tomatenmark
1 - 2 Möhren (gewürfelt)
50 g Knollensellerie (gewürfelt)
Wasser
eventuell Soßenbinder

Zutaten zusätzlich für Mama und Papa

4 große Zwiebeln
einige Spritzer Essig
300 ml Rinderbrühe
1 TL Paprikapulver edelsüß
1 TL Paprikapulver scharf
Salz und Pfeffer
1 Lorbeerblatt (optional)

Zubereitung

Brate das Fleisch zunächst gut an, sodass es durchgebraten ist. Füge dann die Möhren und den Sellerie hinzu und brate alles noch einmal kurz durch. Nun gibst du das Wasser mit in die Pfanne und rührst das Tomatenmark ein. Ist das Gulasch von der Konsistenz gut? Ist es zu flüssig, gib ein wenig Soßenbinder hinzu, ist es zu dick, rühre ein wenig Wasser ein. Teile eine gute Portion für deinen Schatz ab und gib diese in einen Extratopf, denn Babys Gulasch ist nun fertig. Für Mama und Papas Gulasch schneidest du die Zwiebeln und gibst sie mit der Rinderbrühe,

Essig, Paprikapulver, Salz und Pfeffer sowie das Lorbeerblatt in das Gulasch. Lasse alles noch gute 15 - 20 Minuten köcheln. Eventuell musst du auch hier mit Soßenbinder arbeiten, sollte das Gulasch zu flüssig sein.

Da Gulaschfleisch eher zäh ist, solltest du trotz Zähnchen in die Portion deines Babys den Pürierstab halten. Zumindest das Fleisch sollte eher breiig sein. Die Kartoffeln kannst du einfach so zerdrücken oder die Nudeln extra weich kochen, dann kann dein Schatz diese so zu sich nehmen.

Gemüsesuppe mit Hackbällchen

Besonders im Herbst gibt es nichts Wohltuenderes als ein guter Eintopf! Eintöpfe sind nicht nur einfach herzustellen, sie lassen sich ebenfalls gut einfrieren, sodass man immer eine Reserve in der Hinterhand hat, wenn der kleine, deftige Hunger kommt.

Zubereitungszeit 30 Minuten
Schwierigkeitsgrad leicht

Zutaten

2 Kartoffeln
3 Möhren
1 kleine Tasse Erbsen TK
ein bisschen Dinkelvollkornmehl
ein wenig Rapsöl
100 g gemischtes Hackfleisch

Zubereitung

Schäle die Kartoffeln und Möhren und schneide sie klein. Gib nun ein wenig Öl in einen Topf und brate das Gemüse kurz an. Als nächstes bestäubst du das Gemüse mit ein wenig Vollkornmehl und rührst einmal alles um. Gib nun 300 ml Wasser dazu und rühre erneut alles um. Nun gesellen sich die Erbsen zu der Suppe. Lasse alles 5 Minuten köcheln. In der Zwischenzeit bereitest du die Hackbällchen vor. Dazu formst du aus dem Hackfleisch einfach kleine Bällchen und gibst diese direkt in die Suppe. Sind alle Bällchen in der Suppe, dann kannst du das Ganze für weitere 20 Minuten vor sich hin köcheln lassen. Eventuell musst du noch ein wenig Wasser nachgießen, das hängt aber von der gewünschten Konsistenz ab.

Wenn du magst, kannst du den Eintopf mit Kräutern verfeinern. Dein Kind darf nun Basilikum, Minze, Oregano, Petersilie und Rosmarin essen. Auch Knoblauch, Muskatnuss, Pfeffer und Paprikapulver sind jetzt erlaubt.

Couscous-Salat

Nun kommt Kultur auf den Teller. Der Couscous-Salat ist unglaublich lecker, macht satt und schmeckt besonders im Sommer gut. Die Zubereitung ist denkbar einfach, und der Salat wird auch Mama und Papa schmecken.

Zubereitungszeit 20 Minuten
Schwierigkeitsgrad leicht

Zutaten

1 Tasse Couscous
2-3 Tassen kochendes Wasser
3 EL Tomatenmark
½ Gurke fein geschnitten)
Frühlingszwiebeln (fein geschnitten)
Minze (optional)
Schafskäse (für Mama und Papa)
Paprika (fein geschnitten für Mama und Papa)
2 EL Rapsöl
etwas Pfeffer und Knoblauch
etwas Salz (für Mama und Papa)

Zubereitung

Gib den Couscous in eine große Schüssel und füge das Tomatenmark, den Pfeffer, den Knoblauch und das Öl hinzu. Koche nun Wasser mit dem Wasserkocher auf und gib 2 - 3 Tassen (lieber erst einmal eine Tasse weniger nehmen) zum Couscous und rühre alles um. Lasse den Couscous nun 15 Minuten quellen. Eventuell gibst du noch ein wenig Wasser hinzu. Nun schneide das Gemüse sowie den Schafskäse klein. Teile die Portionen auf: eine für deinen Schatz und der Rest ist für Mama und Papa. In den Salat von deinem Baby darf nun die Frühlingszwiebel sowie die Gurke mit rein. Der Rest kommt in den Salat von Mama und Papa. Vergiss nicht, euren Salat noch zu salzen!

Rühre beide Salate um und genießt ihn!

6.1 Anmerkungen zu diesem Kapitel

Dir ist sicherlich Einiges in diesem Kapitel aufgefallen. Dein Baby hat nun einen gewaltigen Sprung gemacht. Das eine oder andere Gericht konnten nun sogar Mama und Papa mitessen! Das war sicherlich ein Erlebnis für euch alle.

Nach wie vor sind die Rezepte aus den vorangegangenen Kapiteln aber dennoch aktuell! Du kannst sie weiterhin verwenden und deinen Sonnenschein mit neuen Variationen überraschen. Die Palette an Obst, Gemüse, Gewürze und Getreide ist stetig gewachsen. Die Kombinationen sind fast grenzenlos! Aber eben nur fast. Noch ist dein Schatz ein Baby, bei dem die individuelle Entwicklung zu berücksichtigen ist.

Mittlerweile sind sogar einige Formen von Fingerfood erlaubt. Es eignen sich hierzu weiche Obstsorten wie Banane, weicher Pfirsich, Nektarine und Co. Auch diverse Gemüsesorten darf dein Baby nun knabbern. Reiche ihm doch mal ein wenig Gurke oder Kohlrabi zum Snacken. Allerdings darfst du deinen Schatz auf keinen Fall mit dem Fingerfood unbeaufsichtigt lassen. Es besteht nach wie vor eine große Gefahr, dass sich dein Baby daran verschluckt, was du nicht provozieren solltest.

Wenn du dir die Übersicht mit den erlaubten Nahrungsmitteln anschaust, so siehst du, dass einige dieser Lebensmittel in den Rezepten nicht erwähnt wurden. Das hat weniger etwas damit zu tun, dass ich sie für wenig nahrhaft halte, als vielmehr damit, dass die Auswahl an Essen, welches du nun zubereiten kannst, unglaublich groß ist. Würde ich jedes Lebensmittel in einem Rezept bewusst verarbeiten, so würde dieses Buch das dickste Buch der Welt werden!

Gerne vergisst man aber, dass die Rezepte aus den vorangegangenen Kapiteln immer noch zu verwenden sind. Kombiniere sie einfach weiterhin. Wenn du nun in die Tabelle schaust, siehst du, dass dein Schatz ab sofort auch Couscous und Bulgur essen darf. Beides schmeckt in Kombination mit beispielsweise frischem Fruchtbrei unglaublich gut und ist sehr sättigend. Auch Bulgur eignet sich hierfür sehr gut.

Kombiniere einmal die für dieses Alter geeigneten Lebensmittel miteinander. Du wirst staunen, welche Kombinationen du realisieren kannst. Die Gemüsesuppe beispielsweise: Gib doch einfach ein paar Röschen Blumenkohl oder Brokkoli hinzu. Auch Kohlrabi wird gut und gerne angenommen. Wie du siehst: Wer die Wahl hat, hat die Qual!

Für die nächsten zwei Monate wünsche ich dir viel Spaß und Freude beim Kochen.

Obst	Gemüse	Fleisch / Fisch	Getreide	Gewürze
Apfel	Kartoffeln	Hühnerfilet	Haferflocken	Vanille
Banane	Süßkartoffeln	Rinderfilet	Zwieback	Zimt
Birnen	Gurke	Schweinefilet	Grieß	Knoblauch
Avocado	Pastinake	Lammfilet	Reis	Muskat-
Heidelbeeren	Kürbis	Lachs	Nudeln	nuss
Pflaumen	Möhren	Seelachs	Mandelmus	Pfeffer
Pfirsich	Zucchini	Kabeljau	Hirse	Paprikapul
Kirschen	Blumenkohl	Makrele	Dinkel	ver
Aprikosen	Broccoli	Scholle	Bulgur	Oregano
Mango	Mais	Forelle	Couscous	Minze
Nektarine	Kohlrabi	(Süßwasser)		Basilikum
Melone	Spinat			Petersilie
Erdbeeren	Rote Beete			Rosmarin
Himbeeren	Erbsen			
	Rosenkohl			
	Aubergine			
	Radieschen			
	Spargel			

7. Rezepte ab dem 10. Lebensmonat

Die Zeit vergeht! Kaum hast du ein paar Rezepte aus dem vergangenen Kapitel ausprobiert, so wird es auch schon Zeit für dieses Kapitel. Dein Schatz ist nun 10 Monate alt. Nicht mehr lange und ihr feiert den ersten Geburtstag. Auch auf dem Teller hat sich vieles getan. Es gibt kaum ein Lebensmittel, welches dein Schatz nicht essen darf. Selbst Paprika und pure Tomaten kommen nun mit auf den Speiseplan. Auch Thunfisch aus der Dose kann nun lecker kombiniert werden!

Vielleicht ist dir aufgefallen, dass dein Baby gerne einmal den Löffel zur Seite legt und sich mit den Händen am Essen bedient. Dich mag das Nerven kosten, aber glaube mir, das ist ein ganz normaler Vorgang! Dein Schatz erkundet das Essen nach wie vor mit allen Sinnen, und der Tastsinn ist derzeit nun einmal sehr ausgeprägt. Falls es dich beruhigt: Wir alle waren einmal so. Du und ich, wir sind da keine Ausnahme. Lasse dein Baby also bis zu einem gewissen Punkt gewähren. Er oder sie erforscht auf diese Weise die unmittelbare Lebensumgebung. Und für die Unfälle, bei denen etwas daneben geht: Wozu gibt es eine Waschmaschine? Mach dir das Leben so einfach wie möglich. So kannst du die Zeit ganz entspannt mit deinem Engel genießen. Sie geht sowieso so schnell herum, und ehe du dich versiehst, werden die kleinen Zwerge groß! Deine Zeit mit Ärgern zu verschwenden wäre doch äußerst schade.

Fingerfood dürfte auch noch stark in Mode sein, darunter Kekse, Brötchen, Obst und Gemüse. Nichts ist mehr sicher vor deinem Baby, das alles probieren will. Nach wie vor gilt aber: Lasse deinen Schatz nicht alleine beim Essen. Zwar kommen immer mehr Zähnchen und auch hat sich eine Art Routine beim Essen eingespielt, doch trotzdem solltest du lieber einmal mehr als einmal zu wenig Vorsicht walten lassen.

Was erwartet dich nun in diesem Kapitel? Nun, ich werde dir noch einige Rezepte vorstellen, die du nachkochen kannst. Du wirst aber sehen, dass die Vielfalt mittlerweile so riesig ist, dass ich dir lediglich noch Vorschläge mit auf den Weg geben kann, wie ein leckeres Menü aussehen könnte. Auch haben sich sicherlich mittlerweile Vorlieben bei deinem Schatz entwickelt. Das eine Kind liebt Blumenkohl, während das andere Kind sein Spielzeug für Brokkoli links liegen lässt!

Anhand von den Rezepten siehst du schon, dass du eigentlich fast gar nicht mehr extra für euch kochen musst. Lediglich das Nachwürzen ist noch ein Thema. Doch bevor wir uns in einer langen Vorrede verlieren, wünsche ich dir nun viel Freude mit Rezepten wie Bratapfel, Frikadellen und Co.

Rotes Risotto mit Hack

Ja, du hast richtig gelesen. Risotto darf ab sofort mit auf Babys Speiseplan. Risotto ist dem Milchreis sehr ähnlich, du kannst also auch Milchreis anstelle von Risottoreis nehmen. Das ist günstiger. Warum du dieses Rezept hier erst findest? Nun, es sind Paprika mit von der Partie.

Zubereitungszeit 40 Minuten
Schwierigkeitsgrad leicht

Zutaten

1 kleine Zwiebel (fein gewürfelt)
1 große, rote Paprika (fein gewürfelt)
120 g Rinderhack
120 g Milchreis oder Risottoreis
250 ml Gemüsebrühe
500 ml passierte Tomaten
1 TL Rapsöl
2 EL geriebenen Käse

Zubereitung

Gib das Öl in einen Topf und brate die Zwiebeln sowie die Paprika darin an. Füge anschließend das Hackfleisch hinzu und brate alles durch. Das Hackfleisch sollte krümelig sein. Nun gießt du alles mit Brühe auf und gibst den Reis dazu. Ist die Flüssigkeit so gut wie verkocht, kannst du die passierten Tomaten hinzugeben. Lasse alles noch weitere 20 Minuten köcheln. Wenn du magst, kannst du auch noch Kräuter hinzufügen.

Wenn du das Essen auf die Teller gibst, streue den Käse darüber. Lasst es euch schmecken!

Müsli

Mal ein anderes Frühstück gefällig? Dieses Müsli bietet einen optimalen Start in den Tag für dein Baby, aber auch für die ganze Familie!

Zubereitungszeit 20 Minuten
Schwierigkeitsgrad leicht

Zutaten

300 g grobe Haferflocken
2 EL Kokosöl
2 EL Reissirup
2 EL Sesam
1 - 2 EL Kakaopulver (Backkakao)

Zubereitung

Lasse das Kokosöl in einer Pfanne zergehen. Gib anschließend den Reissirup dazu und erhitze beides weiter, bis die Masse zu blubbern beginnt. Gib nun den Sesam in die Pfanne und warte unter ständigem Rühren, bis alles goldgelb geworden ist. Füge den Kakao hinzu und nimm die Pfanne vom Herd. Rühre nun die Haferflocken unter und gib das Müsli auf ein mit Backpapier ausgelegtes Backblech zum Auskühlen. Rühre immer mal wieder durch das Müsli. Während es erkaltet, ergeben sich diese typischen, kleinen Häufchen beim Müsli.

Wahlweise kannst du noch reine Cornflakes (natur) hinzugeben, wenn du das Müsli servierst. Schmeckt besonders gut mit Milch oder Joghurt.

Schokopudding

Wer liebt ihn nicht? Schokopudding geht eigentlich in fast jeder Lebenslage und schmeckt unheimlich gut. Das Tolle daran? Du kannst die Süße selbst bestimmen.

Zubereitungszeit 10 Minuten
Schwierigkeitsgrad leicht

Zutaten

500 ml Vollmilch (3,5 %)
1 EL Backkakao
2 EL Speisestärke
etwas Honig zum Süßen

Zubereitung

Gib etwa die Hälfte der Milch in einen Topf und füge sofort die Speisestärke sowie den Honig und Kakao hinzu. Rühre kräftig mithilfe eines Schneebesens, bis sich alles gelöst hat und klumpenfrei ist. Nun gibst du den Rest der Milch hinzu und lässt alles unter ständigem Rühren aufkochen. Der Pudding wird mit dem Aufkochen eindicken. Lasse ihn auskühlen und serviere ihn mit Obstbrei.

Thunfischsoße

Hier möchte ich dir nun ein Rezept für eine unglaublich leckere Thunfischsoße zeigen. Mein Kind hat die Soße geliebt. Deines auch? Das Rezept ist ausgelegt für 1 - 2 Portionen für dein Baby. Möchten Mama und Papa mitessen, so kannst du das Rezept einfach verdoppeln.

Zubereitungszeit 10 Minuten
Schwierigkeitsgrad leicht

Zutaten

120 g Mangold
1 kleine Dose Thunfisch im eigenen Saft
2 - 3 EL Frischkäse Natur
1 kleine Zwiebel oder 2 Frühlingszwiebel
ein wenig Rapsöl
Kräuter deiner Wahl

Zubereitung

Wasche den Mangold und schneide ihn klein. Zerlasse das Öl in einem Topf und schwitze den Mangold an. Gib nun die kleingeschnittenen (Frühlings)Zwiebeln hinzu und brate alles gut an. Gib als nächstes eine halbe Tasse Wasser in den Topf und lasse das Gemüse dünsten. Eventuell musst du noch etwas Wasser nachgießen. Ist alles weichgekocht, geht es weiter. Nun ist der Thunfisch an der Reihe. Gib die gesamte Dose in den Topf, gieße aber vorher etwas Saft ab, sonst wird die Soße zu flüssig. Ganz am Schluss rührst du den Frischkäse ein und fügst optional die Kräuter dazu. Lasse alles noch einmal aufkochen.

Du kannst Nudeln, Reis, aber auch Couscous oder Bulgur dazu reichen. Nimm, was auch immer euch schmeckt.

Carbonara-Soße

Auch ein Klassiker der italienischen Küche, die der Nachwuchs nun endlich genießen darf. Auch für Mama und Papa ein Highlight.

Zubereitungszeit 10 Minuten
Schwierigkeitsgrad leicht

Zutaten

1 - 2 Scheiben magerer Kochschinken
4 EL Frischkäse (Natur)
italienische Kräuter
1 kleine Zucchini
ein wenig Wasser

Zubereitung

Wasche die Zucchini und schneide sie in kleine Würfel. Schwitze sie dann in etwas Öl an und gib eine halbe Tasse Wasser mit in den Topf. Nun gibst du die Kräuter mit in die Soße und lässt alles langsam aufkochen. Sind die Zucchini weichgekocht, gibst du den kleingeschnittenen Kochschinken sowie den Frischkäse mit in den Topf und lässt alles noch einmal aufkochen.

Die Soße lässt sich sehr gut auf Vorrat kochen. Erhöhe dazu das Rezept einfach beliebig. Nudeln sind übrigens der Klassiker dazu.

Bratapfel

Das gehört in der Weihnachtszeit einfach mit dazu, sonst ist es kein echtes Weihnachtsfest. Der Bratapfel schmeckt nicht nur den Erwachsenen, sondern auch der Nachwuchs wird begeistert sein.

Zubereitungszeit 20 Minuten
Schwierigkeitsgrad leicht

Zutaten

1 kleiner Apfel
einige Rosinen
1 TL Butter
etwas Zimt
1 Scheibe Zwieback

Zubereitung

Heize den Backofen auf 200°C Ober- / Unterhitze vor. Wasche als nächstes den Apfel und hole das Kerngehäuse mittels eines Entkerners heraus. Ritze die Schale einige Male ein, so kann der Saft gut ablaufen. Reiße ein Stück Alufolie ab und lege die Zwiebackscheibe darauf. Auf den Zwieback kommt nun der Apfel. Fülle ihn mit den Rosinen und gib einen Teelöffel Butter oben drauf als Topping. Bestreue den Apfel mit Zimt und schließe die Alufolie. Gib den Bratapfel für 15 Minuten in den Backofen. Dann ist er fertig.

Lasse den Bratapfel aber sehr gut auskühlen, ehe dein Schatz ihn verspeist. Er ist unglaublich heiß, wenn er aus dem Backofen kommt.

Tassenkuchen ohne Zucker

Wir üben schon einmal den Kuchen für Babys ersten Geburtstag. Baby? Nun ja, vielleicht doch bald eher Kleinkind. So oder so, wir backen heute einen Tassenkuchen in der Mikrowelle!

Zubereitungszeit 5 Minuten
Schwierigkeitsgrad leicht

Zutaten

1 Ei
2 EL Dinkelmehl
1 Messerspitze Backpulver
4 EL Vollmilch (3,5 %), eventuell mehr
½ zerdrückte Banane
1 TL Rapsöl

Zubereitung

Zerdrücke die Banane und gib sie in eine kleine Schüssel. Füge alle weiteren Zutaten hinzu und rühre sie zu einem glatten Teig. Gib den Teig in zwei kleine Tassen und stelle diese für 2 - 3 Minuten bei 600 Watt in die Mikrowelle. Lasse die Tassenküchlein gut auskühlen, da sich dein Schatz sonst verbrennt.

Kleiner Tipp: Du kannst auch gerne anderes Obst nehmen. Pürierte Pfirsiche sind sehr lecker, aber auch Erdbeeren oder Himbeeren kannst du als ganze Frucht (beziehungsweise kleingeschnitten) in den Teig geben. Auch kannst du einen Schokokuchen machen. Dazu gibst du einfach einen halben Teelöffel Backkakao in den Teig mit hinein. Vanille schmeckt auch immer toll. Lasse deiner Fantasie freien Lauf.

Zusätzlich: Nimm einen Esslöffel Dinkelmehl und einen Esslöffel gemahlene Mandeln. Dann bekommst du einen Nusskuchen. Natürlich funktioniert das auch mit gemahlenen Haselnüssen!

Frikadellen mit Kohlrabi und Kartoffelbrei

Eindeutig ein Klassiker in der deutschen Küche, den die meisten Menschen mögen. Dieses Rezept orientiert sich an den Portionen für Mama, Papa und deinem Kind.

Zubereitungszeit 40 Minuten
Schwierigkeitsgrad leicht

Zutaten

10 mittlere Kartoffeln
etwas warme Vollmilch (3,5 %)
eine Prise Muskatnuss
einen Stich Butter
500 g Hackfleisch
1 Zwiebel
1 Ei
etwas Paniermehl
Kohlrabi

Zubereitung

Schäle, schneide und koche die Kartoffeln. Verfahre ebenso mit dem Kohlrabi. Gib das Hackfleisch in eine Rührschüssel, füge eine feingeschnittene Zwiebel, ein Ei und etwas Paniermehl hinzu und vermenge alles. Nun erhitzt du eine Pfanne und gibst eventuell einen Klecks Butter oder Öl hinein. Forme nun aus dem Hackfleisch kleine Frikadellen und brate diese gut durch. Sind die Kartoffeln gar, so gieße das Wasser ab und füge die Milch, Butter und Muskatnuss hinzu. Zerstampfe alles mit einem Kartoffelstampfer, sodass es einen leckeren Kartoffelbrei ergibt. Gieße den Kohlrabi ebenfalls ab. Nun ist euer Mittagessen fertig. Mama und Papa müssen natürlich noch nachwürzen, aber das kennen sie ja mittlerweile schon.

Lasagne

Wir Erwachsenen lieben Sie: Lasagne. Zart schmelzender Käse und eine leckere Soße, geschichtet mit Nudeln. Nun ist dein Schatz schon so weit, dass ihr dieses Gericht zusammen genießen könnt.

Zubereitungszeit 60 Minuten
Schwierigkeitsgrad leicht

Zutaten

10 Lasagneplatten
500 g Hackfleisch
500 g passierte Tomaten
2 Möhren (sehr fein gewürfelt)
50 g Sellerie (sehr fein gewürfelt)
1 Zwiebel (sehr fein gewürfelt)
getrockneter Oregano
etwas Knoblauchpulver
40 g Butter
30g Dinkelmehl
500 ml Vollmilch (3,5 %)
eine Prise Muskat
100 g geriebenen Käse

Zubereitung

Heize den Backofen auf 200°C Ober- / Unterhitze vor. Brate das Hackfleisch an und zerstoße es während des Anbratens mit einem Holzlöffel, sodass eine krümelige Masse entsteht. Füge das feingeschnittene Gemüse hinzu und brate es noch einmal durch. Nun fügst du die passierten Tomaten in die Pfanne und lässt alles für 10 Minuten köcheln. Wenn du eine aromatische Soße genießen möchtest, dann kannst du nun die Kräuter und das Knoblauchpulver nach eurem individuellen Geschmack hinzugeben.

Während die Soße einkocht, bereitest du als nächstes die Mehlschwitze zu. Dazu zerlässt du die Butter in einem Topf und gibst anschließend unter ständigem

Rühren das Mehl hinzu. Nun gib nach und nach ein wenig Milch in den Topf, warte bis sie andickt und füge dann erneut etwas Milch hinzu. Sobald die Milch verbraucht ist, kannst du die Mehlschwitze mit einer Prise Muskat würzen und vom Herd nehmen.

Nun schichtest du in einer Auflaufform abwechselnd die Soße mit den Nudelplatten. Ganz zum Schluss gibst du die Mehlschwitze über die komplette Lasagne und bestreust sie anschließend mit dem Käse. Nun sollte die Lasagne für knapp 30 - 40 Minuten in den Backofen. Die letzten 10 Minuten solltest du von Ober- / Unterhitze auf Heißluft wechseln. So wird der Käse richtig lecker.

Mama und Papa müssen sich das Essen natürlich mit Salz und Pfeffer nachwürzen, aber das kennen sie ja bereits.

Sommerdessert Kokos

Ein absolutes Highlight für die ganze Familie – nicht nur im Sommer. So präsentiert sich der Kokospudding mit Mangomus!

Zubereitungszeit 30 Minuten
Schwierigkeitsgrad leicht

Zutaten

200 ml Kokosmilch
300 ml, Vollmilch (3,5 %)
4 EL Speisestärke
50 g Kokosraspeln
2 reife Mangos

Zubereitung

Gib die Milch gemeinsam mit der Speisestärke in einen Kochtopf und rühre alles mithilfe eines Schneebesens glatt. Nun gibst du die Kokosraspeln sowie die Kokosmilch hinzu und kochst alles unter ständigem Rühren auf. Der Pudding dickt ein, sobald er kocht. Nimm dann den Pudding vom Herd und lasse ihn abkühlen. Magst du die Haut nicht, die sich auf gekochtem Pudding bildet, so kannst du den Pudding mit Frischhaltefolie abdecken.

Nun bereitest du das Mangomus vor. Schäle dazu die Mangos und trenne das Fruchtfleisch vom Kern ab. Gib das Fruchtfleisch in ein hohes Rührgefäß und püriere alles zu einem Mus. Ist der Pudding abgekühlt, kannst du ihn gemeinsam mit dem Mangomus servieren.

Tipp: Du musst keine Mango nehmen, wenn du dies nicht möchtest oder Mangos nicht magst. Du kannst natürlich ebenso gut Pfirsiche, Erdbeeren oder eine andere Frucht verwenden und daraus ein Mus herstellen. Selbstverständlich kannst du auch deine Vorräte einsetzen, die du zuvor eingekocht oder eingefroren hast.

Ofenpfannkuchen Äpfelchen

Der große Vorteil: Sie werden nicht in Fett ausgebacken, sondern im Backofen! Dabei haben sie 100 % Geschmack und nur ganz wenig Fett!

Zubereitungszeit 30 Minuten
Schwierigkeitsgrad leicht

Zutaten

125 g Dinkelvollkornmehl
125 g Dinkelmehl Typ 630
2 Eier
etwas Vanillemark (optional, schmeckt aber besser)
1 EL weiche Butter
2 Große Äpfel
650 ml Vollmilch (3,5 %)

Zubereitung

Heize als erstes den Backofen auf 200°C Ober- / Unterhitze vor. Nun stellst du den Teig her, indem du alle Zutaten, bis auf die Äpfel, in eine Schüssel gibst und sie zu einem glatten Teig rührst. Nun schälst du die Äpfel und reibst sie mithilfe einer Küchenreibe klein. Gib sie in den Teig und rühre sie unter.

Lege als nächstes ein Backblech mit Backpapier aus und verteile den Teig auf dem Backblech. Gib den Ofenpfannkuchen für 25 Minuten in den Backofen und lasse ihn anschließend bis zur gewünschten Temperatur abkühlen.

Dazu schmeckt hervorragend frisches Obstmus deiner Wahl.

Lippischer Pickert

Dieses Rezept war mir zu Beginn völlig unbekannt. Ein befreundetes Paar, welches diese Köstlichkeit im Urlaub entdeckte, hat mir davon erzählt. Lippischer Pickert, das sind Hefepfannkuchen der besonderen Art. Sie schmecken einfach anders als normale Pfannkuchen und sind super mit herzhaften sowie süßen Beigaben kombinierbar. Du kannst sie mit Leberwurst oder Apfelmus deinem Schatz zu essen geben. Mama und Papa können den Klassiker mit Rübenkraut probieren. Natürlich schmecken sie auch sehr gut ohne jegliche Beigaben.

Zubereitungszeit 105 Minuten
Schwierigkeitsgrad leicht

Zutaten

375 ml Vollmilch (3,5 %)
1 Würfel frische Hefe oder ein Päckchen Trockenhefe
600 g Kartoffeln
500 g Dinkelmehl Typ 630
4 Eier
40 g Rosinen, alternativ Sultaninen
Öl zum ausbacken

Zubereitung

Erwärme die Milch und gib die Hefe hinein. Lasse die Mischung für 20 Minuten ruhen. Schäle in der Zwischenzeit die Kartoffeln und reibe sie mithilfe einer Küchenreibe. Eventuell musst du den Kartoffelsaft abgießen.

Gib nun das Mehl, die geriebenen Kartoffeln, die Rosinen und die Eier in eine Schüssel und schütte die Hefe-Milch darüber. Knete alles zu einem dickflüssigen Teig und lasse alles noch einmal für eine Stunde gehen.

Nun erhitzt du in einer Pfanne ein wenig Öl. Bei mittlerer Hitze gibst du nun 3 bis 4 kleine Kleckse des Teigs in die Pfanne. Backe sie von beiden Seiten goldgelb. Achtung! Hefeteig geht während des Backens in der Pfanne auf! Halte die Kleckse daher eher klein als dick.

Aus diesem Rezept bekommst du einige Pickerts. Du kannst sie sehr gut kalt essen. Aber auch zum Einfrieren sind sie geeignet. Kombiniere sie mit Apfelmus, Leberwurst, Rübenkraut oder anderen Beilagen, die ihr mögt.

7.1 Ein letztes Mal

Hier findest du zum letzten Mal nun Anmerkungen von mir für diese Altersgruppe. Wenn du zu den Neugierigen unter uns gehörst, dann hast du sicherlich schon gesehen, dass es dieses Mal keine Tabelle am Schluss gibt. Dies liegt daran, dass dein Baby nun alles zu sich nehmen darf. Ausgenommen sind rohe Eier, Zitrusfrüchte und scharfe Gewürze. Würde ich dir nun alle erlaubten Lebensmittel aufzählen, dann würdest du eine endlose Tabelle vorfinden. Deshalb verzichte ich dieses Mal ganz darauf.

Der zehnte und der elfte Monat sind eigentlich schon eine gute Vorbereitung gewesen auf das, was dich zukünftig erwarten wird. Doch will ich an diesem Punkt nicht allzu viel vorwegnehmen. Es geht doch nichts über Spannung bis zur letzten Minute. Das Essen deines Schatzes unterscheidet sich optisch nun kaum mehr von dem, was Mama und Papa auf den Teller haben. Der Pürierstab ist nun wieder verstaut, denn dein Kind beherrscht das Kauen schon sehr gut. Natürlich sind da die Zähnchen sehr hilfreich! Weiterhin solltest du aber von ganzen Fleischbrocken absehen. Schneidest du zähe oder schwierig zu kauende Lebensmittel aber in babymundgerechte Stücke, so ist das mittlerweile völlig ausreichend.

Was gibt es nun noch Wichtiges mitzuteilen? Du solltest allmählich zusehen, dass du deine angelegten Vorräte an Brei und Co. verwertest. Denn als nächstes kommt die Familienkost, und dein Liebling wird darauf bestehen, die gleiche Nahrung wie Mama und Papa zu sich zu nehmen. Es wird dann ein äußerst schwieriges Unterfangen werden, deinem Schatz etwas anderes schmackhaft zu machen. Natürlich musst du jetzt nicht jedes Brötchen an dein Baby verfüttern. Diese eignen sich nach wie vor ideal als Snack zwischendurch oder für unterwegs. Auch der ein oder andere Obstbrei kann noch im Gefrierfach auf seinen Einsatz warten. Doch trotzdem solltest du die meisten Nahrungsmittel allmählich binnen der nächsten zwei Monate aufbrauchen. Diese zu entsorgen wäre eindeutig zu schade!

Die Entwicklung des Babys ist in diesem Alter aber sehr verschieden. Manche Babys wollen schon selbstständig mit dem Löffel essen – es zumindest versuchen – während andere sich noch gerne füttern lassen. Auch hier heißt es wieder: Jedes Kind hat sein eigenes Tempo. Dies ist kein Wettkampf, sondern eine Entwicklung, die dein Schatz durchläuft. Wenn dein Liebling schon versucht, selbstständig mit dem Löffel zu essen, dann ist das für Mama und Papa eine sehr zeitintensive Angelegenheit. Es braucht mehrere Anläufe, bis es wirklich klappt. Aber das ist kein Wunder. Überleg einmal, wie viele motorische Lernschritte dein Baby bewältigen muss, um problemlos mit dem Löffel klarzukommen. Dein Schatz muss den Löffel richtig halten, um Essen aufladen zu können. Dann muss er oder sie den Löffel zum Mund balancieren, ohne dass alles herunterfällt. Die Regionen im Gehirn deines Babys, die für die Feinmotorik zuständig sind, laufen gerade auf Hochtouren, damit das alles klappt. Lobe deinen Sonnenschein jedes Mal, wenn es geklappt hat. Das nennt man positive Verstärkung. Dein Engel wird stolz sein und natürlich Mamas und Papas Jubelrufe genießen. Bleibe also ruhig und bestärke dein Schatz bei seinem Vorhaben. So ist das Thema – im wahrsten Sinne des Wortes – sehr schnell gegessen!

Sicherlich ist dir auch schon aufgefallen, dass wenn dein Schatz etwas anderes als sein eigenes Essen auf dem Teller hat, er oder sie gerne einmal mit der Hand auf Mamas und Papas Teller greift. Es ist ja auch viel spannender, was Mama und Papa in dem Moment essen. Natürlich will dein Baby das genau erforschen. Lass deinen Schatz einfach gewähren. Die Neugier ist groß und ein Kind, welches voller Neugierde ist, wird bereitwillig alles erforschen und dabei zügig Neues lernen.

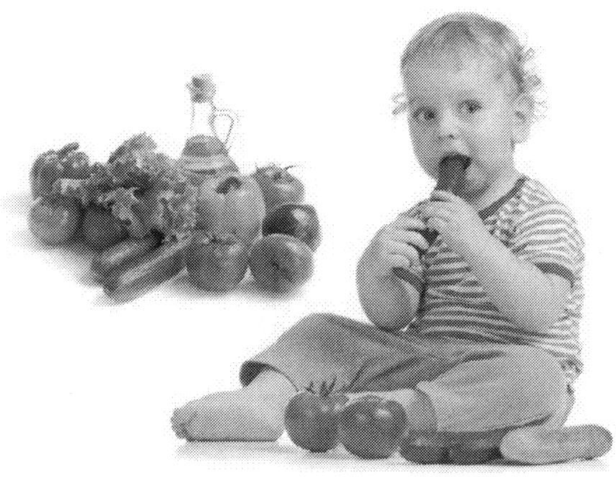

Genieße diese spannende Zeit, sie verstreicht viel zu schnell, und ehe du dich versiehst, wird dein Baby zu einem Kleinkind.

8. Und was passiert ab dem 12. Lebensmonat?

Was nun geschieht, kommt nicht völlig unvorhergesehen. Zum einen liegt das erste Jahr hinter euch. Dein Kind feiert seinen ersten Geburtstag und zählt nun nicht mehr zu den Babys, sondern zu den Kleinkindern. Es ist unglaublich, wie schnell das Jahr vergangen ist. Wie gestern kommt es dir sicherlich vor, dass du deinen Schatz gestillt oder ihm das Fläschchen gegeben hast. Und jetzt? Jetzt esst ihr zusammen zu Mittag und zu Abend. Auch das Frühstück wird zu einem Familienbeisammensein. Dein Kind genießt es sicherlich, gemeinsam mit Mama und Papa zu essen. Kein Wunder, dein Schatz eifert euch in so vielen Dingen nach. Er oder sie lernt eben von den Besten: nämlich von Mama und Papa.

In diesem Kapitel kommst du völlig ohne irgendein Rezept aus. Aber das ist doch ein Rezeptbuch!, denkst du? Natürlich hast du vollkommen Recht. Allerdings gewichtet sich Babys Speiseplan nun ein wenig anders. Wie es also ab dem 12. Monat weitergeht (zugegeben, du wirst merken, dass es schon eher der Fall war), möchte ich in diesem Kapitel mit dir besprechen.

8.1 Und jetzt?

Keine Rezepte heißt ja hoffentlich nicht, dass mein Kind nun nichts mehr zum Essen bekommt! Natürlich wird dein Kind weiterhin bestens kulinarisch versorgt werden. Allerdings steht jetzt die **Familienkost** auf dem Plan. Dies hat sich aber sicherlich schon seit längerer Zeit angekündigt, und ich habe bei den Rezepten zuvor ja auch immer schon einmal geschrieben, dass Mama und Papa nun mitessen können. Letzten Endes bedeutet die Familienkost, dass dein Schatz auch selbstständiger wird. Denn du musst jetzt nur noch die wenigsten Speisen besonders behandeln. Zugegeben, starkes Würzen und Salzen sind weiterhin Themen, die noch Zeit haben, ehe sie im wahrsten Sinne des Wortes auf den Tisch kommen. Aber Mama und Papa können sich ja alles nachwürzen. Übrigens ist es nicht nur für deinen Schatz gesund, so zuckerarm wie nur eben möglich zu kochen und zu backen, Mama und Papa schadet es auch nicht. Man könnte also auch sagen, dass dein Baby euch auch in ein gesünderes Leben mitnimmt. Sicherlich hast du eine Menge Fragen, die beantwortet werden wollen. Ich bemühe mich in diesem Kapitel, die gängigsten Fragen aufzufassen und auch zu beantworten. Ich wünsche dir viel Spaß beim Lesen und bleib neugierig.

8.2 Familienkost, was ist das?

Bei der Familienkost handelt es sich letzten Endes um nichts anderes, als dass dein Kind nun mit euch gemeinsam dasselbe Essen zu sich nimmt. In dem vorangegangenen Kapitel gab es ja bereits immer wieder Rezepte für die ganze Familie. Mama und Papa mussten ihr Essen zwar nachwürzen, aber das Prinzip wird nun bei der Familienkost einfach übernommen. Auf starkes Würzen und Salzen solltest du aber nach wie vor verzichten. Ebenfalls sind rohe Eier tabu. Dasselbe gilt auch für rohes Fleisch und rohen Fisch. Dafür kannst du dir mindestens noch ein ganzes Jahr Zeit lassen! Ansonsten gibt es nun nichts mehr, was dein Schatz nicht essen dürfte. Bis auf die Ausnahmen sind alle Lebensmittel erlaubt – auch Zitrusfrüchte dürfen jetzt gereicht werden. Das Essen deines Schatzes muss nun nicht mehr püriert werden, zumal dein Liebling das auch gar nicht mehr will. Vielleicht hast du schon beobachtet, dass dein Schatz Essen verweigert, welches nicht exakt so ausschaut wie das Essen auf dem Teller von Mama und Papa. Das ist der ganz normale Lauf der Dinge. Dieses Verhalten kommt natürlich nicht plötzlich mit dem ersten Geburtstag. Das bahnt sich an. Du hast sicherlich an dieser Stelle die Neugier deines Schatzes an deinem Essen mitbekommen und das schon viele Wochen zuvor.

Das Einzige, was sich nun ändern wird, ist, dass die Milchmahlzeiten (stillen oder Fläschchen) fast gänzlich ausfallen, und dein Schatz vielleicht sogar schon die Flasche verweigert! Kein Grund zur Sorge. Sofern dein Liebling gut isst und ausreichend zu den Mahlzeiten und zwischendurch trinkt, ist alles in bester Ordnung. Ebenfalls ist es in Ordnung, wenn dein Schatz gelegentlich noch das Stillen oder das Fläschchen einfordert. Ich bin natürlich kein Kinderarzt und kann dir keine expliziten Daten nennen, ab wann das Stillen eingestellt oder die Flasche abgesetzt werden sollte. Solltest du also Unsicherheiten verspüren oder Fragen zu dem Trinkverhalten deines Lieblings haben, dann solltest du unbedingt das Gespräch mit deinem Kinderarzt suchen. Er ist in dieser Hinsicht immer der Ansprechpartner Nummer eins.

8.3 Probleme bei der Familienkost

Wäre es nicht schön, wenn es so laufen würde wie in der Werbung? Mama lächelt den ganzen Tag, und der kleine, bereits „stubenreine" Sonnenschein isst bereitwillig sein Essen. Es gibt keinen Protest und keine Ablehnung. Essen fällt mal vom Tisch? Bei uns nicht! Der oder die Kleine kann sogar schon die ersten Buchstaben lesen! Warum nicht gleich in der Schule anmelden und den Kindergarten einfach überspringen?

Ja, genau das wird einem nicht selten suggeriert. Tatsächlich ist es so – du wirst es sicherlich auch bestätigen können – dass die Realität anders aussieht. Deutlich anders! Wenn dein Liebling erst einmal in Fahrt kommt, dann gleicht die direkte Umgebung eher einem Kriegsschauplatz: Überall liegen Essensreste und Krümel herum. Die Soße der Nudeln wurde zum Streichen des Tisches zweckentfremdet, und die Marmelade hat so toll an den Händen geklebt, da musste dein Schatz einfach ausprobieren, ob die Hand auch am Tisch kleben bleibt. Von den Anziehsachen wollen wir gar nicht erst reden! Nie zuvor hast du die Waschmaschine mehr geschätzt und als deine engste Verbündeten angesehen als jetzt. Dasselbe zählt für den Staubsauger und den Wischer!

Ach, dein Kind verweigert auf einmal Blumenkohl und wirft die Röschen, welche du gerade gekocht hast, einfach vom Teller und über Bord? Oh ja, ich kann schon sehen, wie die Röte dir ins Gesicht steigt und der Dampf langsam aus deinen Ohren pfeift. Es kostet Nerven und Kraft, euch durch diese turbulente Phase hindurch zu manövrieren. Nicht selten würde die Mama oder der Papa den kleinen Schatz direkt in den Suppentopf setzen – denn so sieht dein Kind aus, wenn er oder sie mit dem Essen fertig ist - als hätte der kleine Schatz ein Vollbad im Essen eingenommen.

Hier ist es wichtig, dass du ruhig bleibst, so schwer es auch fallen mag. Es ist eine Phase der Entwicklung deines Schatzes. Sie wird vorübergehen. Auch wenn das momentan vielleicht kein Trost für dich ist. Du kannst es euch allen aber ein wenig einfacher machen. Das Zauberwort nennt sich positive Verstärkung. Vielleicht hast du davon schon einmal gehört. Positive Verstärkung bedeutet, dass gewünschtes Verhalten gelobt und unerwünschtes Verhalten ignoriert wird. Da dein Engel sich jedes Mal tierisch freut, wenn es ein Lob von Mama oder Papa bekommt, ist dies ein sehr effektives Mittel, um deinen Schatz dabei zu helfen, „ordentlich" zu essen. Trotzdem können Unfälle passieren. Überlege einfach mal, wie lange du schon mit Messer, Gabel und Löffel isst und wie kurz es dein Liebling erst macht. Die Zeit wird dir aber auch hier in die Hände spielen.

Für diese Phase wünsche ich dir trotzdem alles Gute und starke Nerven. Je ruhiger du bist, je schneller ist das Thema durch.

8.4 Zurück zur Familienkost

An dieser Stelle fragen sich viele Mamas und Papas, wie so ein Tag mit Familienkost aussieht. Oftmals geistert der Gedanke hartnäckig durch die Köpfe der Eltern, dass man nun nach wie vor noch vieles beachten und berücksichtigen muss. Ich kann dir sagen: Nein, dem ist nicht so. Ganz im Gegenteil. Sonst würde sich dieses Kapitel nicht um Familienkost, sondern um weitere Rezepte drehen. Du kannst tatsächlich normal kochen, so als würdest für jeden kochen. Die bereits erwähnten Ausnahmen sind zu beachten, aber sonst kannst du dich quer durch die Lebensmittel durcharbeiten! Natürlich kannst du aber Rücksicht auf die Vorlieben deines Schatzes nehmen. Mag dein Kind Kohlrabi sehr gerne, dann koche ihn einmal mehr. Abwechslungsreich und vielfältig, so sieht nun euer Speiseplan aus. Erlaubt ist, was schmeckt. Übrigens, ab zwei Jahren darf dein Kind wirklich alle Gewürze, auch Salz, zu sich nehmen.

8.5 Der Ablauf

Wenn du hier nun einen detaillierten Plan erwartest, dann muss ich dich leider enttäuschen. Denn es gibt hier nichts zu sagen, was du nicht sowieso schon längst weißt. Na gut, auf die Gefahr hin, dass ich mich den vielen anderen Menschen anschließe, die bereits darüber berichtet haben, möchte ich dir kurz aufzeigen, wie so ein Tag mit Familienkost aussehen kann. Aber ich sage dir gleich, ich habe das Rad nicht neu erfunden.

Tageszeit	Essen
Morgens	Frühstück, bestehend aus Trinken (Wasser oder Tee), Brot mit Käse, Wurst, Marmelade, Quark, Frischkäse, etc., oder Müsli mit Vollmilch (3,5 %)
Vormittags	Kleiner Snack, beispielsweise Fingerfood, bestehend aus Obst und Gemüse, gerne auch eine Scheibe Zwieback
Mittags	Ganz normales Mittagessen nach Wunsch der Familie. Zusätzlich Wasser oder Tee. Natürlich sind die Ausnahmen hier noch gültig: keine rohen Eier, kein rohes Fleisch, keine starken Gewürze, kaum bis gar kein Salz
Nachmittags	Kleiner Snack, beispielsweise Fingerfood, bestehend aus Obst und Gemüse, gerne auch eine Scheibe Zwieback
Abends	Abendbrot, bestehend aus Trinken (Wasser oder Tee), Brot mit Käse, Wurst, Frischkäse, etc., gerne auch Rohkost dazu anbieten (Obst und Gemüse)

So sieht ein ganz normaler Tag mit Familienkost aus. Ach, ihr wollt lieber abends gemeinsam warm essen? Ja, dann macht das doch! Es gibt kein Gesetz, welches das verbietet. Lass dir auch nicht von anderen dazwischenreden. Es gibt nämlich einige, die der Meinung sind, dass es abends kein warmes Essen mehr geben sollte. So lange es allen bekommt und ihr euch als Familie damit wohlfühlt, brauchst du auf solche Ratschläge nichts geben! Wenn es sich für euch gut anfühlt, dann ist doch alles gesagt.

8.6 Böser, böser Zucker

Vielleicht kannst du anhand der Überschrift schon ableiten, worauf ich hinaus möchte: Hier dreht es sich um das Thema raffinierter Zucker.

Das Thema ist heikel, die Lager sind sehr gespalten. Nicht selten kommt es zum Streit, wenn eine Seite das Thema etwas „lockerer" angeht. Doch wir kommen nicht drumherum, dieses Thema zu erörtern. Wie du bereits weißt, steht dieses Buch ganz im Zeichen der ausgewogenen und gesunden Ernährung! So weit, so gut. Doch was beinhaltet gesunde, ausgewogene Ernährung überhaupt? Heißt das, dass man eine Ernährung auf Basis von Verzicht gestaltet? Man streicht einfach gewisse Lebensmittel und schon ist die Welt in Ordnung?

Ganz so einfach ist es nicht! Ausgewogene und gesunde Ernährung, das bedeutet vor allem, dass viel Obst und noch mehr Gemüse, aber auch sogenannte „gute" Kohlenhydrate (Vollkornprodukte) mit von der Partie sind. Auch Milchprodukte und tierische Produkte wie Eier und Fleisch sowie Fisch gehören auf den Speiseplan, um einer gesunden und ausgewogenen Ernährung zu entsprechen. Nun kommt auch schon das Streitthema: Zucker. Es ist selbstverständlich, dass raffinierter Zucker eindeutig kein Hauptnahrungsmittel sein sollte! Es sind leere Kohlenhydrate, die einem kaum etwas bringen, außer bei zu häufigem Verzehr ein paar extra Pfunde auf den Rippen. Trotzdem vertrete ich die Meinung, dass auch mal raffinierter Zucker zu einer ausgewogenen Ernährung dazu gehört. Hin und wieder ein Stück Schokolade oder einfach ein kleines Stückchen Kuchen, wer möchte darauf verzichten?

Das Problem an der Sache ist immer das Maß. Isst du nun täglich eine Tafel Schokolade, so bleibt das auf Dauer nicht ohne Auswirkung. Und das hat dann auch nichts mehr mit ausgewogener Ernährung zu tun. Wenn du aber deinem Schatz gelegentlich zu besonderen Anlässen ein Stückchen Schokolade gibst, dann ist das wie ein Feuerwerk für Körper und Geist: Es schmeckt wahnsinnig gut und tut auch gut! Es soll aber etwas Besonderes bleiben und keinesfalls auf dem täglichen Menüplan zu finden sein!

Wechseln wir einmal die Perspektive! Natürlich kannst du jetzt noch Einfluss auf deinen Schatz nehmen. Immerhin ist dein Liebling völlig davon abhängig, was du ihm oder ihr auf den Teller gibst. Noch ist das so! Dann kommt irgendwann der Kindergarten. Auch wenn das jetzt noch alles in weiter Ferne für dich liegt, so wird es doch früher oder später viele Änderungen geben. Im Kindergarten bringen die Kinder zu ihrem Geburtstag traditionell eine Kleinigkeit mit: Mal ist es ein Kuchen, dann ein kleines Tütchen mit Süßigkeiten. Was? Süßigkeiten? Kuchen mit Zucker? Ja, genau das! Und wie willst du es verhindern? Richtig, gar nicht! Das heißt, dein Kind isst dann zum ersten Mal etwas Süßes, und weißt du, was dann passiert? Es wird die Süßigkeiten lieben und versuchen, wann immer er oder sie es kann, eine Süßigkeit zu ergattern. Spätestens wenn das Taschengeld ins Spiel kommt, wirst du sehen, wohin es fließen wird – in Schokolade und Co.! Jetzt einmal ganz ehrlich: Macht es dann nicht mehr Sinn, du bringst deinem Schatz von vorneherein einen verantwortungsvollen Umgang damit bei? Ausnahmen bestätigen die Regel, und das ist auch gut so! Aber auf keinen Fall solltest du zu viele Verbote einführen. Früher oder später wird sich das rächen.

Also der böse, böse Zucker sollte gelegentlich gar nicht als so böse eingestuft werden, sondern eine unglaublich tolle und leckere Ausnahme darstellen! Ich persönlich wäre auch nicht glücklich, wenn es an meinem Geburtstag keine Torte, sondern nur eine Rohkostplatte geben würde - du nicht auch? Na also! Ausgewogene und gesunde Ernährung heißt eben auch, dass du bei der Erziehung deines Kindes die guten sowie die schlechten Essgewohnheiten berücksichtigen musst. Nur dann hat dein Schatz die Chance, eine dauerhaft gesunde und ausgewogene Ernährung beizubehalten, sein Leben lang.

8.7 Abschließende Worte zur Familienkost

Wie du siehst, es ist gar nicht so schwierig, auf die Familienkost umzustellen. Letzten Endes hat es sich ja schon vor Wochen angebahnt, und nun wird es eben zur täglichen Routine. Es gibt hier nichts, was außergewöhnlich wäre oder was einen großen Aufwand erfordert. Wichtig ist, dass du immer versucht, locker an neue Dinge heranzugehen. Das gilt für die Familienkost, aber auch für alle anderen Situationen mit deinem Schatz. Beachte immer eine ausgewogene und gesunde Ernährung, lasse aber auch hin und wieder mal eine Ausnahme zu. Und da wir gerade schon beim Thema Ausnahme sind, ein kleines Rezept gibt es zur Feier des Tages tatsächlich noch von mir: der erste Geburtstagskuchen für deinen Schatz!

8.8 Ein allerletztes Rezept

Da es heute ein besonderer Tag ist, sollte es nicht nur lecker schmecken, sondern auch in Erinnerung bleiben. Hierzu möchte ich dir einen extrem leckeren und einfachen Birnenkuchen vorstellen, der schön saftig und lecker ist!

Birnenkuchen

Zubereitungszeit 40 Minuten
Schwierigkeitsgrad einfach

Zutaten

1 Dose Birnen (Abtropfgewicht 230 g + die Flüssigkeit aus der Dose)
75 g weiche Butter
50 g Zucker
2 Eier
40 g Dinkelmehl Typ 630
50 g gemahlene Mandeln
1 TL Backpulver
eine Quiche-Form oder eine Springform Durchmesser 24 cm

Zubereitung

Heize zuerst den Backofen auf 200°C Ober- / Unterhitze vor. Fette die Form und bemehle sie. Lasse nun die Birnen abtropfen und fange den Saft auf. Schlage die Butter mit dem Zucker cremig auf und gib nach und nach die Eier dazu. Mische das Mehl mit den Mandeln und dem Backpulver und gib es zu dem Rest. Rühre alles einmal kurz durch, sodass ein glatter Teig entsteht, den du dann in die Backform füllst. Verteile nun die Birnenhälften auf dem Teig und gib den Kuchen für 25 Minuten in den Backofen. Hole ihn anschließend heraus und lasse ihn in der Form auskühlen. Ist er erkaltet, so nimmst du ihn aus der Form und platzierst ihn auf eine Tortenplatte. Nimm nun einen Zahnstocher oder Ähnliches und steche den Kuchen mehrfach ein. Dann gibst du ein paar Esslöffel Birnensaft über den Kuchen, so dass dieser damit ein wenig durchtränkt wird.

Für Feinschmecker: Ein Klecks Sahne oben drauf und der Kuchen ist ein Gedicht.

9. Gerade eben warst du doch noch klein

„Ein Jahr ist nun vergangen. Wahnsinn! Wo ist bloß die Zeit geblieben? Eben hielt ich dich doch noch in meinen Armen, habe dich gestillt oder dir das Fläschchen gegeben und jetzt? Jetzt isst du selbstständig von deinem Löffel, sitzt und krabbelst. Vielleicht versuchst du auch schon, deine ersten Schritte zu machen!"

Diesen Satz hört man so häufig von Eltern. Und weißt du was? Sie haben Recht! Dein Kind ist nun schon seit einem Jahr auf der Welt. Wie schnell ist dein Liebling groß geworden! Erinnerst du dich noch, als er den ersten Brei zu sich genommen hat und wie schnell du einen einfachen Möhrenbrei mit anderen Lebensmitteln kombinieren konntest? Später gab es dann Lasagne, und plötzlich isst dein Schatz bei euch mit am Tisch!

Nun ist dieses Buch sicherlich nicht der einzige Ratgeber, den du dir zu Gemüte geführt hast. Man liest in der Zeit so viel, beschafft sich überall Informationen und das alles nur, um deinem Schatz den besten Start ins Leben zu bereiten. Es ist also kein Wunder, dass dich die Informationsflut irgendwann erschlägt, du keine Ahnung mehr hast, wem du was glauben sollst. Und überhaupt wird es zunehmend schwieriger, herauszufinden, was euch nun gut tut und was nicht. Bei allen Rezepten, allen Hilfestellungen und all den gut gemeinten Tipps und Ratschlägen solltest du auf eines absolut nicht verzichten: dein Bauchgefühl.

Jede Mutter hat ein ganz besonderes Bauchgefühl für ihren geliebten Schatz. Auch du! Egal, was in diesem Buch steht oder woher auch immer du deine Informationen bekommst – wenn du kein gutes Gefühl bei der Sache hast, dann solltest du es auch nicht tun! Lasse dich nicht zu etwas drängen, nur weil irgendwo steht nach dem vierten Monat. Wenn dein Schatz noch nicht soweit ist, dann ist das eben so! Dann fängst du eben einen Monat später an mit der Beikost, das ist doch alles nicht schlimm! Leistungsdruck, das kommt noch früh genug. Du machst dir und deinem Schatz das Leben erheblich einfacher, wenn ihr euch nicht drängen lasst und zwar von niemandem.

Vielleicht gehörst du aber auch zu den Menschen, die schnell verunsichert sind, vielleicht hast du auch Angst, Fehler zu machen. Soll ich dir einmal etwas sagen? Fehler gehören zum Leben dazu. Sonst wärst du kein Mensch, sondern eine Maschine! Natürlich kann es passieren, dass du deinem Schatz einmal etwas zu essen gibst, was er oder sie (noch) nicht verträgt. Deswegen musst du dir aber keine Vorwürfe machen. Das konnte niemand vorhersehen, und dein Liebling wird dir verzeihen! Fehler machen, egal, ob in der Ernährung, in der Erziehung oder in welchem Bereich auch immer, das gehört einfach dazu. Wichtig ist, dass du eben aus diesen Fehlern lernst und es beim nächsten Mal besser machst. Auch hier werden dich dein Bauchgefühl und dein Mutterinstinkt nicht verlassen. Ganz im Gegenteil! Wenn du beginnst, auf deine innere Stimme zu hören und zu fühlen, was dein Schatz gerade braucht, so wird es euch das Leben erheblich stressfreier machen.

Genieße die Zeit! Das ist ebenfalls etwas, was ich dir abschließend mit auf den Weg geben möchte. Dein Kind hat schon so viel gelernt in der kurzen Zeit – nicht mehr lange und er wird die ersten Worte sprechen, die ersten Schritte alleine machen und die Welt auf eigene Faust erkunden. Genieße also lieber jeden Augenblick, den du gemeinsam mit ihm verbringst.

Lasse dein Kind die Welt entdecken – in unserem Fall die geschmackliche Welt. Akzeptiere aber auch, dass dein Liebling manche Lebensmittel nicht mag. Du wirst das wahrscheinlich schneller herausfinden, als dir lieb ist. Spätestens dann, wenn der Mund deines Lieblings bei einem gewissen Lebensmittel nicht mehr freiwillig aufgeht. Aber weißt du was? Das ist ganz normal und auch legitim. Es gibt doch sicherlich auch etwas, was du überhaupt nicht magst, und freiwillig würdest du das doch auch nicht essen, richtig? Warum sollte dein Kind das dann tun? Nur weil er oder sie ein Baby ist? Nein! Gestehe deinem Baby also einen eigenen Geschmack zu. Das wird die Situation deutlich entspannen, und es gibt keine Essensschlacht am Tisch, bei der dein Schatz und du selbst frustriert sind.

Alles in allem ist es eine aufregende Zeit, durch die du dein Baby in das Kleinkindalter geleitest. Du gibst deinem Kind von Anfang an viele wertvolle Hilfestellungen und nur das beste Essen mit auf den Weg, damit er oder sie einen optimalen Start ins Leben hat! Aber bei aller Leserei, bei jedem guten

Vorsatz, weißt du, was dein Baby wirklich braucht? Muttermilch oder gute Fläschchennahrung am Anfang, frische Windeln und frische Luft und jede Menge Liebe!

„Es gibt nichts Ergreifenderes im Leben, als einem kleinen Menschen das erste Mal die Hand zu reichen und zu spüren, dass wir seine Wurzeln im Baum des Lebens sind, die ihm Halt und Geborgenheit geben."

Reinhard Becker

Und genau so ist es auch! Mach dir also nicht so viele Gedanken! Und wenn die Beikostzeit endlich losgeht, bist du mit den 60 Rezepten sehr gut aufgestellt und kannst deinem Baby kulinarisch die große, weite Welt zeigen! Es ist toll zu sehen, wie dein Baby den ersten, von dir gekochten Brei zu sich nimmt. Ein Gefühl, welches du so schnell nicht vergessen wirst! Auch bei den aufwändigeren Rezepten, die mehr Zeit in Anspruch nehmen, ist es tatsächlich die größte Belohnung, wenn dein Schatz sie mit Vorfreude und Genuss zu sich nimmt. Und fast jedes Rezept lässt sich, bis auf wenige Ausnahmen, auf Vorrat kochen, sodass du nur einmal den Kochlöffel schwingen brauchst und dann von den Vorräten Gebrauch machen kannst! Du musst also nicht jeden Tag kochen, wenn du das nicht möchtest. Das hat auch einen großen Vorteil: Du sparst Zeit, in der du mit deinem Baby die Welt erkunden kannst!

Im Falle von irgendwelchen Unsicherheiten sollte dein erster Ansprechpartner weder dieses Buch noch das Internet sein! Du solltest dann Kontakt mit deinem Kinderarzt aufnehmen. Dieser ist in jedem Fall dein fachlich kompetenter Ansprechpartner, der dir weiterhelfen kann, zumal er oder sie auch das benötigte Fachwissen mit sich bringt. Wenn du das also beherzigst, dann kann nichts mehr schiefgehen!

Für euren gemeinsamen weiteren Weg wünsche ich euch natürlich nur das Beste, viel Gesundheit und jede Menge kulinarische Highlights, die es zukünftig zu erforschen gilt. In diesem Sinne wünsche ich dir und deiner Familie alles nur erdenklich Gute!

10. Hat dir mein Buch gefallen?

Wenn dir mein Buch gefallen hat, würde ich mich sehr über eine Rezension freuen. Ich weise gerne darauf hin, dass es keine zwei Minuten dauert, eine kurze Rezension zu schreiben, die anderen Lesern und mir sehr weiterhilft. Gehe dazu bitte auf Amazon.de und klicke oben rechts auf „Mein Konto" und wähle dann „Meine Bestellungen". Dort wirst du dieses Buch schnell finden.

Nach einem Klick auf „Schreiben Sie eine Produktrezension" bzw. „Kundenrezension verfassen" siehst du die Möglichkeit, bis zu 5 Sterne zu vergeben. Anschließend schreibst du bitte noch, was dir an meinem Buch besonders gefallen hat. Etwas mehr als 10 Worte reicht bereits. Je mehr Worte du allerdings findest, desto mehr freue ich mich.

11. Lesenswerte Literaturempfehlungen

Achtsamkeit mit Kindern

Training und Ratgeber, Meditationen und Fantasiereisen, um Kinderseelen stark zu machen. Inklusive 21 fantastische Fantasiereisen für Kinder und Jugendliche.

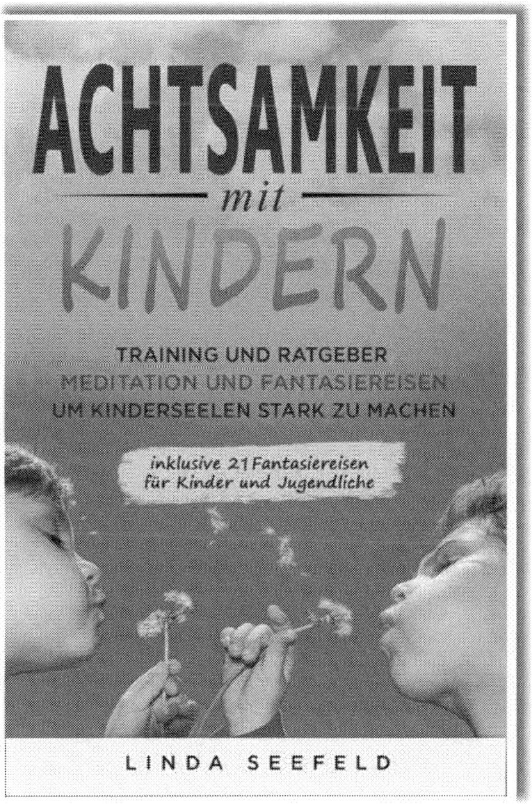

Achtsamkeit mit Kindern von Linda Seefeld

ISBN-10: 1717869637

ISBN-13: 978-1717869630

Vegan Kochbuch - Einfache Rezepte

Einfache Rezepte und Gerichte für jeden Tag, für eine gesunde Ernährung und ein gesundes Leben, schnell und leicht zubereitet. Tolle Rezepte, Gesund essen, Vegan einfach, Vegan für Faule.

Mit extra Bonus Teil im Buch

Neun wichtige Regeln für eine gesunde vegane Ernährung
So kannst du alltägliche frische Produkte vegan ersetzen

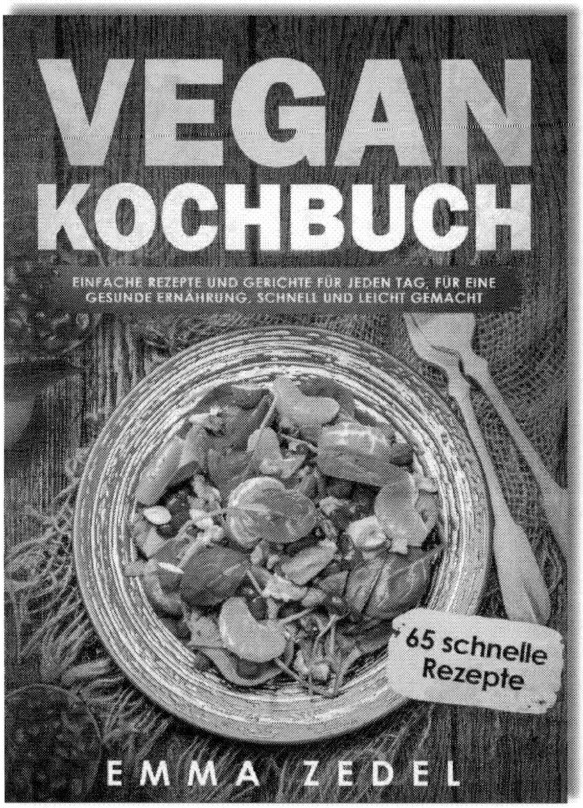

Vegan Kochbuch von Emma Zedel

ISBN-13: 978-1718129788

ISBN-10: 1718129785

Haftungsausschluss

Der Autor übernimmt keinerlei Gewähr für die Aktualität, Korrektheit, Vollständigkeit oder Qualität der bereitgestellten Informationen und weiteren Informationen. Haftungsansprüche gegen den Autor, welche sich auf Schäden materieller oder ideeller Art beziehen, die durch die Nutzung oder Nichtnutzung der dargebotenen Informationen bzw. durch die Nutzung fehlerhafter und unvollständiger Informationen verursacht wurden, sind grundsätzlich ausgeschlossen, sofern seitens des Autors kein nachweislich vorsätzliches oder grob fahrlässiges Verschulden vorliegt. Alle Angaben wurden vom Autor mit größter Sorgfalt und nach bestem Wissen und Gewissen recherchiert oder spiegeln seine eigene Meinung wider. Der Inhalt des Buches passt möglicherweise nicht zu jedem Leser und die Umsetzung erfolgt ausdrücklich auf eigenes Risiko. Es gibt keine Garantie dafür, dass alles genau so, bei jedem Leser, zu genau den gleichen Ergebnissen führt. Der Autor und/oder Herausgeber kann für etwaige Schäden jedweder Art aus keinem Rechtsgrund eine Haftung übernehmen.

Quellenangaben

„oksun70/Depositphotos.com“
„belchonock/Depositphotos.com“
„magone/Depositphotos.com“
„yekophotostudio/Depositphotos.com“
„Andrey_Kuzmin/Depositphotos.com“
„AndrewLozovyi/Depositphotos.com“

Impressum

1. Auflage
ISBN-13: 9781796531282

Kontakt: Maik Winter, Bürgerstraße 22, 01127 Dresden
E-Mail: sommerma@gmx.de
Covergestaltung: oliviaprodesign
Coverfoto: depositphotos.com

13408395R00073

Printed in Germany
by Amazon Distribution
GmbH, Leipzig